O mal-estar na civilização
1930

Copyright da tradução e desta edição © 2020 by Edipro Edições Profissionais Ltda.

Título original: *Das Unbehagen in der Kultur, 1930*. Publicado originalmente na Alemanha em 1930. Traduzido com base na 1ª edição.

Todos os direitos reservados. Nenhuma parte deste livro poderá ser reproduzida ou transmitida de qualquer forma ou por quaisquer meios, eletrônicos ou mecânicos, incluindo fotocópia, gravação ou qualquer sistema de armazenamento e recuperação de informações, sem permissão por escrito do editor.

Grafia conforme o novo Acordo Ortográfico da Língua Portuguesa.

1ª edição, 1ª reimpressão 2022.

Editores: Jair Lot Vieira e Maíra Lot Vieira Micales
Coordenação editorial: Fernanda Godoy Tarcinalli
Produção editorial: Carla Bitelli
Edição de textos: Marta Almeida de Sá
Assistente editorial: Thiago Santos
Preparação de texto: Thiago de Christo
Revisão: Viviane Rowe
Diagramação: Estúdio Design do Livro
Capa: Marcela Badolatto

Dados Internacionais de Catalogação na Publicação (CIP)
(Câmara Brasileira do Livro, SP, Brasil)

Freud, Sigmund, 1856-1939.

O mal-estar na civilização: 1930 / Sigmund Freud; prefácio de Guilherme Marconi Germer; tradução e notas de Saulo Krieger. – São Paulo: Cienbook, 2020.

Título original: Das Unbehagen in der Kultur, 1930.

ISBN 978-85-68224-17-5 (impresso)
ISBN 978-85-68224-16-8 (e-pub)

1. Civilização 2. Psicanálise e cultura I. Germer, Guilherme Marconi. II. Título.

20-33987   CDD-150.1952

Índice para catálogo sistemático:
1. Psicanálise freudiana 150.1952

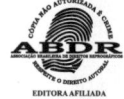

Cibele Maria Dias – Bibliotecária – CRB-8/9427

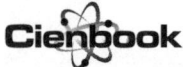

São Paulo: (11) 3107-7050 • Bauru: (14) 3234-4121
www.cienbook.com.br • edipro@edipro.com.br
@editoraedipro   @editoraedipro

O livro é a porta que se abre para a realização do homem.

Jair Lot Vieira

SIGMUND FREUD

O mal-estar na civilização
1930

Prefácio
GUILHERME MARCONI GERMER
Doutor em Filosofia pela Unicamp,
pós-doutorando em Filosofia pela USP.

Tradução
SAULO KRIEGER
Graduado em Filosofia pela USP
e doutorando em Filosofia pela Unifesp.
Bolsista na Université de Reims, na França.

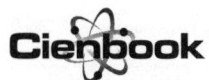

Prefácio a
O mal-estar na civilização

O mal-estar na civilização (1930), talvez mais do que nenhuma outra obra de Sigmund Freud, atende com perfeição às condições de recebimento do aclamado Prêmio Goethe, concedido a Freud no ano de sua publicação. Conforme Thomas Plänkers, esse prêmio é destinado a "reconhecidas personalidades, cujas realizações criadoras são dignas de honrar a memória de Goethe".[1] Como Goethe não foi apenas um literato, mas também um pesquisador científico, Freud não teve esse impedimento para ser incluído no seleto grupo de intelectuais que simbolizam o legado espiritual do poeta. Mais do que isso, o próprio Freud contribuiu à honrosa aproximação por meio de sua escrita de alta qualidade — que também foi elogiada por Thomas Mann.[2] Sua veia literária — assegura Mariangela Bracco — foi decisiva à conquista da difícil premiação em uma Alemanha já assombrada pelo antissemitismo e nazismo, os quais, três anos depois, levariam a queimadas em praças públicas da obra freudiana. Um "argumento importante" usado pelos apoiadores de Freud do "*Kuratorium*", a saber, o conselho de curadores que avaliava os concorrentes ao prêmio, "foi ressaltar que Goethe e Freud, embora muito diferentes, eram figuras emblemáticas para suas respectivas épocas. Outra estratégia foi ressaltar o aspecto literário de suas obras e a influência de suas ideias sobre os escritores do século XX".[3] Apesar da contemporaneidade da premiação — vencida, na maioria das vezes, por literatos, embora também por outros tipos de artistas, bem como cientistas e filósofos — e do grande sucesso de O mal-estar na civilização, cuja primeira tiragem de 12 mil exemplares esgotou-se rapidamente, os

---

1. Thomas Plänkers, "Vom Himmel durch die Welt zur Hölle: Zur Goethe-Preisverleihung an Sigmund Freud im Jahre 1930". In: *Jahrbuch der Psychoanalyse*, 30, 1993, p. 169.
2. Cf. Thomas Mann, "Freud and the Future". In: *Essays of Three Decades*. Trad.: H. T. Lowe-Porter. New York, Alfred A. Knopf, 1948, p. 417.
3. Mariangela Bracco, "Freud e o prêmio Goethe". In: *Jornal de Psicanálise*. São Paulo, vol. 44, n. 81, 2011, p. 257.

meticulosos estudos de Plänkers, segundo a autora, das atas de reuniões do "*Kuratorium*" apontam "como digno de nota o fato de que os textos culturais de Freud, *O futuro de uma ilusão*, de 1927, e *O mal-estar na civilização* (também chamado *O mal-estar na cultura*), de 1930, teriam sido ignorados pelos membros do '*Kuratorium*'".[4] Pesa contra essa dúvida o fato de o nome de Freud ter sido rejeitado pela maioria do "*Kuratorium*" em 1929, e aceito, pelos mesmos membros, um ano depois: não teria sido a publicação de *O mal-estar na civilização* a gota d'água dessa transformação? Não teria ocorrido, antes da inacreditável "ignorância" do "*Kuratorium*" sobre os textos culturais de Freud, um silêncio prudente dos curadores com relação a estes, já que Freud realizou uma poderosa crítica nesses livros contra a repressão de seus tempos, e quem o apoiasse, com certeza, correria risco de vida?

Como acontece com toda obra-prima, seus objetos são tantos que quem elege apressadamente o principal facilmente cai em dificuldades. Isso ocorreu, por exemplo, com o tradutor e comentador da edição "standart" inglesa de Freud, James Strachey: o "tema principal" de *O mal-estar na civilização*, para ele, é o "irremediável antagonismo entre as exigências dos instintos e as restrições necessárias da civilização".[5] É verdade que a visão de civilização de Freud exposta nesse livro merece ser inserida no que Paul-Laurent Assoun chamou de "Kulturpessimismus" (pessimismo cultural),[6] herdeiro de "mestres iconoclastas da suspeita"[7] como Arthur Schopenhauer e Friedrich Nietzsche. No entanto, os termos usados por Strachey já circunscrevem um pessimismo assaz radical que inexiste em Freud. Outro autor que também repete esse erro é Anthony Storr, que defende que "Freud considera a civilização como opressiva"[8] (salvo quando houver outra indicação, as traduções aqui são de nossa autoria). Não é verdade que a visão freudiana de cultura exposta neste livro seja opressiva, nem que Freud acredite que o conflito entre

---

4. *Ibidem*, p. 256.
5. James Strachey, "Notas do editor inglês". In: *Sigmund Freud, Obra Completa*. Edição Standard Brasileira. Tradução: J. Salomão. Rio de Janeiro, Imago, vol. XXI. 2009, p. 68.
6. Paul-Laurent Assoun, *O freudismo*. Trad.: V. Ribeiro. Rio de Janeiro, Jorge Zahar, 1991, p. 97.
7. Paul Ricoeur, *Escritos e conferências, 1, em torno da psicanálise*. Trad.: E. Bini. São Paulo, Loyola, 2010, p. 157.
8. Anthony Storr, *Freud — A very short introduction*. Oxford, Oxford University Press, 2001, p. 105.

as exigências instintuais e civilizatórias definam um "antagonismo irremediável", e tampouco que esse conflito delimite o tema axial do livro. Vejamos a seguir o porquê.

Freud aborda muitos objetos em *O mal-estar na civilização*, mas podemos deixar-nos levar por seu título e afirmar que ele estampa com exatidão seu tema principal. A "frustração cultural", como também se denomina essa questão capital, se relaciona com muitos conceitos. Um deles, de fato, é o *conflito* — que não é "irremediável", como em breve elucidaremos — "entre as exigências dos instintos e as restrições necessárias da civilização". Contudo, a colisão mais universal à qual o mal-estar da cultura é vinculado é outra, a saber: o "embate de gigantes"[9] entre Eros — o amor, considerado por Freud como o pai da civilização — e o instinto de morte, de agressividade ou de destruição. Em um texto mais tardio, Freud resume a natureza de ambos os instintos orgânicos fundamentais — de cuja peleja deriva tanto a civilização como seu mal-estar — com as seguintes palavras:

> Os instintos em que acreditamos se dividem nos dois grupos que são: o dos eróticos, que buscam aglomerar substância viva em unidades cada vez maiores, e dos instintos de morte, que contrariam esse esforço e reconduzem o elemento vivo ao estado inorgânico. Da qualidade conjunta e oposta dos dois procedem os fenômenos vitais a que a morte põe um fim.[10]

Assim como William Shakespeare opõe, portanto, em *A tempestade,* Ariel, o gênio do ar, responsável pela espiritualidade da cultura e o "termo ideal a que ascende a seleção humana",[11] a Calibán, símbolo da torpeza e da monstruosidade do instinto, Freud também afirma que a cultura é a grande obra de Eros, que nos impulsiona a construir uma unidade civilizatória cada vez maior e mais coesa de homens, enquanto o instinto de morte é o seu adversário principal. O "sentido do desenvolvimento da cultura"[12] — afirma, no final do capítulo VI — repousa

---

9. Sigmund Freud, *O mal-estar na civilização*. Trad.: Saulo Krieger. São Paulo, Edipro, 2020, p. 71-73.
10. Sigmund Freud, "Novas conferências introdutórias à psicanálise". In: *Sigmund Freud, Obras Completas*. Trad.: Paulo C. de Souza. São Paulo, Companhia das Letras, 2010, p. 258.
11. José Enrique Rodó, *Ariel*. Montevidéu, Ministerio de Educación y Cultura, 2000, p. 55.
12. Sigmund Freud, 2020, p. 72.

na busca de vitória de Eros contra a morte, de modo que "o desenvolvimento cultural pode se caracterizar, de modo sucinto, como a luta pela vida por parte da espécie humana".[13] É, portanto, ao "embate de gigantes" de Eros contra a morte que Freud vincula, em última instância, o tema principal do mal-estar na cultura, e não ao conflito entre as aspirações do indivíduo e as da cultura, como quer Strachey. Se não fosse assim, Freud não encerraria o livro afirmando que a "questão decisiva para o destino da espécie humana"[14] é a de saber se podemos esperar que o eterno Eros poderá "se impor na luta com seu oponente igualmente imortal", do qual deriva o "mais poderoso obstáculo"[15] ao desenvolvimento cultural: "Thanatos" — como cunha uma série de autores.[16]

Mais problemática, porém, do que a eleição de Strachey do "tema principal" do livro é a sua aposta, junto a Storr, na radicalidade do pessimismo cultural freudiano: se a civilização fosse, de fato, "opressiva", como quer o segundo, o embate "entre as exigências dos instintos e as restrições necessárias da civilização" comporia, deveras, um "irremediável antagonismo", como escreve o primeiro. Nas antípodas disso, porém, Freud questiona o seguinte, no final do terceiro capítulo:

> Boa parte da luta da humanidade está concentrada em torno de uma tarefa que é a de encontrar um equilíbrio feliz entre essas exigências individuais e as culturais, da massa, e um dos problemas quanto ao destino da humanidade está em saber se esse equilíbrio pode ser alcançado mediante determinada conformação cultural ou se o conflito é irreconciliável.[17]

Strachey está certo, portanto, quando relaciona o mal-estar na civilização ao conflito entre as exigências da cultura (da massa) e as do indivíduo. Contudo, Freud não afirma, em momento algum, que esse conflito é um "irremediável antagonismo". Pelo contrário, entende que

---

13. *Ibidem*, p. 73.
14. *Ibidem*, p. 94.
15. *Ibidem*, p. 72.
16. Cf. Norman Oliver Brown, *Eros y Tánatos: el sentido psicoanalítico de la historia*. Trad.: F. Perujo. México, Joaquin Mortiz, 2007; e Antonio Vázquez Fernández, *Freud y Jung: exploradores del inconsciente*. Madrid, Ed. Aguilera, 1986, p. 98.
17. Sigmund Freud, 2020, p. 50.

a tarefa principal da cultura é a da busca de um equilíbrio — cuja possibilidade está em aberto — entre ambas as exigências, que ora se opõem, ora acordam entre si. A cultura não é necessariamente "opressiva", portanto, exceto o fato de o alegado equilíbrio entre ambas as forças ser inconciliável, o que de forma alguma é afirmado.

Pode ser muito surpreendente aos leitores que a questão do mal-estar na civilização seja enunciada, em sua especificidade, apenas no terceiro capítulo. No primeiro capítulo, Freud aborda o que Ernest Jones resume como a "relação do homem com o universo",[18] e, no segundo, a questão do propósito da vida, tal como revelada pela conduta humana, a saber, a do alcance da felicidade. No primeiro, novamente, vemos como comentários insipientes facilmente desfalecem diante de uma obra complexa como a freudiana. Segundo Storr:

"O conceito de religião de Freud está aberto a um criticismo (...) Em primeiro lugar, tem uma base exclusivamente paterna (...) Em segundo lugar, Freud não faz menção de religiões como o budismo primitivo, que parece não requerer a crença em Deus ou deuses".[19]

Ambos os motivos apresentados por Storr para sua ousada defesa de que "a aplicação da teoria psicanalítica à antropologia e à religião foi, no seu todo, decepcionante" são refutados conjuntamente pela leitura do primeiro capítulo. Nele, Freud oferece uma explicação genética da "sensação de eternidade" ou do "sentimento oceânico" que seu amigo Romain Rolland afirmou existir no ser humano e compor a base de sua religiosidade. Essa intuição de "ser-uno com o todo", como bem mostra saber Freud, é fomentada pela prática da ioga, e, consequentemente, também pelas religiões orientais. Ela não deriva do modelo paterno de consolo religioso dominante nos monoteísmos, mas remete a algo anterior e mais primordial: por meio dessa prática, regride-se ao "sentimento primário" e "original" do eu, que predominou no período inicial de seu desenvolvimento, em que ainda não havia uma separação clara entre o eu e o mundo externo. "Que se compraza aquele que aqui respira em rósea luz" — brinda o autor a essas possibilidades, na contramão de

---

18. Ernest Jones, *Vida y obra de Sigmund Freud*. Trad.: M. Carlisky e J. C. Tembleque. Barcelona, Editorial Anagrama, vol. 3, 1981, p. 181.
19. Anthony Storr, *op. cit.*, p. 113.

críticas não menos radicais de que a psicanálise se propõe a "destruir a religião com seus próprios meios".[20]

No segundo capítulo, Freud aborda o tema da felicidade, e escreve o que talvez sejam as linhas mais pessimistas de sua obra: o propósito da vida revelado pela conduta do homem, a saber, o da realização do princípio de prazer ou, conforme a linguagem comum, o do alcance da felicidade, é irrealizável; porquanto:

> O que em sentido mais estrito se chama 'felicidade' surge antes da satisfação mais repentina de necessidades altamente retidas, e por sua natureza faz-se possível apenas como fenômeno episódico. Toda e qualquer permanência de uma situação acalentada pelo princípio do prazer resulta apenas numa sensação de morno bem-estar.[21]

Na história da filosofia, essa concepção é chamada de tese da negatividade do prazer e positividade da dor. Um de seus maiores sistematizadores foi Schopenhauer, que a formulou em termos de incrível semelhança com os anteriores de Freud:

> Toda satisfação, ou aquilo que comumente se chama felicidade, é própria e essencialmente falando apenas negativa, jamais positiva. Não se trata de um contentamento que chega a nós originariamente, por si mesmo, mas sempre tem que ser a satisfação de um desejo; pois o desejo, isto é, a carência, é a condição prévia de todo prazer. Eis por que a satisfação, ou o contentamento, nada é senão a libertação de uma dor, de uma necessidade, pois a esta pertence não apenas cada sofrimento real, manifesto, mas também cada desejo, cuja inoportunidade perturba nossa paz (...). Só a carência, isto é, a dor, nos é dada imediatamente. A satisfação e o prazer, entretanto, são conhecidos só indiretamente pela recordação do sofrimento precedente contraposto ao fim da privação quando aquela satisfação e aquele prazer entram em cena.[22]

---

20. Antoine Vergote, "Interpretations psychologiques du phénomène religieux dans l'athéisme contemporain". In: Giulio Girardi (Org.), *L'athéisme dans la vie et la culture contemporaines*. Paris, Desclée, 1967, p. 473.
21. Sigmund Freud, 2020, p. 32.
22. Arthur Schopenhauer, *O mundo como vontade e como representação*. Trad.: J. Barboza. São Paulo, Ed. Unesp, 2005, p. 411.

Nessa linha, Luiz R. Monzani ensina que Freud, assim como Schopenhauer, "não tem uma concepção positiva do prazer, mas, no limite, uma totalmente negativa. Basta que olhemos com mais atenção para o funcionamento do (...) aparelho psíquico de Freud":[23] ele está regulado por um princípio que tem por fim descarregar toda excitação, que, originariamente, é sentida como incômodo ou dor, e que, apenas quando liberada, é experimentada como prazer. Essa ideia foi exposta por Freud originalmente em *Projeto para uma psicologia científica* (1895), quando ele definiu que o princípio regulador mais simples do aparelho psíquico é o esquema *arco reflexo*, que determina que "o organismo mais simples, o mais elementar, se recebe uma quantidade de estímulo ou excitação, tende a descarregar imediatamente essa quantidade, a evacuá-la".[24] No ser humano, esse princípio se transformou em *princípio de inércia (ou de nirvana)*, que enuncia que "o aparelho psíquico tem a tendência a evacuar, a descarregar totalmente o aparelho de toda carga de excitação, no sentido de que, no limite, o seu ideal é manter-se num estado de inexcitabilidade, num grau de excitação igual a zero".[25] Uma vez que essa descarga das excitações requer a realização de ações específicas (por exemplo, comer ou beber algo específico, se aquecer etc.), é necessária para tanto a manutenção de uma excitação mínima no aparelho psíquico, de modo que o princípio de nirvana se modificou em *princípio de constância*. Este último reza que o aparelho psíquico deve "manter um nível médio, constante, de excitação no seu interior (...) para que seja possível um desempenho eficiente do aparelho".[26] Pela antecedência, porém, do princípio de nirvana ao de constância, concordamos com Marcel Zentner quando afirma que o fim — real para Freud, e ideal para Schopenhauer — do nirvana, no sentido de um estado de uma "libertação ou equilíbrio"[27]

---

23. Luiz Roberto Monzani, "O paradoxo do prazer em Freud". In: Leopoldo Fulgêncio e Richard Theisen Simanke (Org.), *Freud na filosofia brasileira*. São Paulo, Escuta, 2005, p. 163-164.
24. *Ibidem*, p. 160.
25. *Ibidem*.
26. *Ibidem*.
27. Marcel Zentner, "Das Ziel alles Lebens ist der Tod — Schopenhauer und Freuds Todestrieb". In: Rainer Specht (Org.), *Archiv für Geschichte der Philosophie*. Berlin, Walter de Gruyter, vol. 75, 1993, p. 333; cf. p. 319-340.

de todas as tensões, é um denominador comum do entendimento de ambos do propósito da vida.

Se Storr e Strachey pecam, portanto, por radicalizar o pessimismo cultural de Freud, levando a uma leitura extremamente pessimista da cultura, Ernest Jones já incorre no problema inverso, quando perfila que, "em relação ao futuro da sociedade, Freud escreveu sempre em tom de prudente otimismo".[28] Como ser otimista se, por um lado, o fim da vida é algo semelhante a um estado de não excitação, e, por outro, Eros atrapalha esse projeto mortuário com inundações constantes de excitações na psique, que, embora sejam responsáveis pela criação da cultura, são sentidas originalmente como incômodo? Bem mais que Jones, Monzani tem toda razão quando se opõe à leitura de que, em seus textos culturais, Freud mantém um "discurso liberador (...) anunciada, quase sempre em tom triunfal", de "Reich a Marcuse".[29] Para Monzani, o otimismo indicado se baseia em um "enorme mal entendido" sobre a "verdadeira questão", a saber, o fato de que, como ironiza Freud: "Bem se gostaria de dizer que o propósito de que o homem seja 'feliz' não está contido no plano da 'Criação'".[30]

Na questão do mal-estar da civilização, Freud entra mais diretamente apenas a partir do terceiro capítulo. Nele, o psicólogo social afirma que o "passo cultural decisivo",[31] que marca também o início do "elemento cultural", é a substituição do poder do indivíduo pelo da comunidade. Após relacionar o conflito entre ambos os poderes (no qual se detém Strachey) ao "senso comum", Freud se propõe a elevar-se a um ponto de vista mais científico e profundo do problema do "desenvolvimento cultural". Esse aprofundamento gira ao redor da questão de até que ponto a civilização pode prescindir ou não da renúncia a poderosas pulsões instintuais; e até que ponto a insatisfação das últimas pode ser "economicamente compensada", isto é, ter sua energia desviada, a partir de uma "economia da libido", para fins substitutos, mais nobres ou inofensivos? Freud tem plena ciência de que certas dimensões dessas

---

28. Ernest Jones, *op. cit.*, p. 184.
29. Luiz Roberto Monzani, *op. cit.*, p. 159.
30. Sigmund Freud, 2020, p. 32.
31. *Ibidem*, p. 49.

questões extravasam os limites de resposta psicanalítica. O tema do critério de demarcação, por exemplo, das atividades mais nobres e de maior valor cultural, para as quais o desvio das poderosas pulsões instintuais obstruídas pela cultura seria de grande proveito, não é aprofundado por ele. Afinal, trata-se de um problema de filosofia e não de ciência; de uma área, portanto, que ele sempre afirma, humildemente, não ter grande conhecimento. Em vez de aventurar-se em respostas insatisfatórias, Freud prefere apenas dizer que se trata de "atividades psíquicas superiores — científicas, artísticas, ideológicas", agrupáveis sob o conceito de sublimação, a qual se deve à indução cultural de deslocamento das condições de sua satisfação e transferência destas para outras vias. Como essas atividades "desempenhem um papel significativo na vida cultural (...), fica-se tentado a dizer que a sublimação seria, de modo geral, um destino das pulsões forçosamente imposto pela cultura".[32] Contudo, Freud prefere se concentrar em uma tarefa mais científica, a saber, a de "considerar em que medida a cultura se edifica sobre a renúncia do pulsional"; o que lhe permitiria concluir seu ensaio com a ressalva de que o manteve "distante de uma valoração da cultura humana", bem como da queda no "preconceito entusiasta segundo o qual nossa cultura seria o que de mais precioso possuímos ou podemos adquirir, e que seu caminho nos conduziria necessariamente às alturas de insuspeitada perfeição".[33]

A origem, tanto da cultura como do que Freud entende ser o primeiro de seus distúrbios, é esclarecida por ele no quarto capítulo. Os progenitores da cultura são Eros e Ananque (necessidade); ou, mais precisamente, a "compulsão ao trabalho, criada pela necessidade exterior", e o poder do amor. Esse último, no caso do homem, se dirige mais à mulher, e, no caso da mulher, se endereça, sobretudo, ao filho: Eros e Ananque compõem o "duplo fundamento"[34] da civilização. No segundo capítulo, Freud tinha identificado a "orientação da vida, que situa o amor no centro" da "arte de viver", e sugerido que seu caminho "talvez se aproxime" da meta de "realização positiva" da felicidade de

---

32. *Ibidem*, p. 51.
33. *Ibidem*, p. 94.
34. *Ibidem*, p. 53.

modo mais efetivo do que de qualquer outro método".[35] No quarto capítulo, seu foco pousa agora sobre outra faceta de Eros, a saber, a clivagem por ele sofrida no interior da civilização: nessa última, Eros se divide em amor genital e o que chama de amor "inibido em sua meta" final ou ternura, que se dirige não mais a pessoas "singulares, e sim, em igual medida, a todas as pessoas".[36] Ambas as formas às vezes se completam, mas, às vezes, entram em conflito: como o amor inibido em sua meta é o principal motor da civilização, e como ele extrai a sua força do amor genital, deve restringir o último com frequência, alcançando graus que Freud avalia beirar a tirania. A família, que logo se consolida como a principal fortaleza e o limite do amor genital, resiste em ceder o indivíduo à cultura, a qual a envolve como uma tribo maior a uma tribo menor, cuja rebelião é permanentemente temida, vigiada e controlada. As restrições impostas pela cultura à sexualidade genital, facilmente, incorrem em injustiça e involução. Sendo assim, dado que o propósito do homem é ser feliz, e dado que isso depende significativamente de sua satisfação sexual, Freud alerta que o retrocesso cultural obtido nesse aspecto fundamental da vida pode comprometer o valor econômico da balança entre prazer e desprazer do processo civilizatório e pôr em xeque suas qualidades de progresso e emancipação.

No quinto capítulo, Freud já aborda o que chama de "o mais poderoso obstáculo" à civilização: o pendor humano à agressividade. Por que a civilização, sendo obra de Eros e Ananque, tem tanta dificuldade de encontrar um equilíbrio entre a libido genital e a inibida? Por que ela deve restringir tanto a primeira, e em nome da segunda? Uma importante pista a essa questão nos é dada pela religião: como é possível que os religiosos venerem algo tão incompreensível à razão, como os preceitos de que amemos o próximo, e inclusive os nossos inimigos, como a nós mesmos? Por que a religião louva tanto a compaixão desinteressada? A resposta freudiana a essa questão nos coloca no caminho de desvelamento do principal adversário da civilização; em seus traços mais gerais, ela é significativamente antecipada pela explanação de Paul Rée do louvor religioso da moral da compaixão. Rastreemos essa resposta, portanto, até sua origem:

---

35. *Ibidem*, p. 38.
36. *Ibidem*, p. 54.

Rée afirma que o louvor moral do não egoísmo se deve ao fato de que o homem é "extremamente egoísta"; isto é, sua rivalidade supera a dos demais animais a tal ponto que sua relação para consigo dá azo à mais terrível guerra de todos contra todos. Fruto do capricho, inveja, vaidade, mesquinhez, entre outras características que o homem tem em grau superlativo na natureza, a *bellum omnium contra omnes* o lança a uma condição natural tão aterrorizante que ele logo se vê forçado a combatê-la por meio de dois recursos complementares: o Estado, dotado do castigo com função pedagógica, e a valoração moral do não egoísmo. A necessidade de ambos cresce em proporção direta ao aumento da capacidade destrutiva do homem, oriundo do incremento da técnica: o amor ao próximo rapidamente passa a ser exigido como incondicional, desinteressado e extremo. Assim, quando a religião — e também o "comunismo", como agrega — compara:

> O estado idealizado em que todos atendem aos demais em nome dos interesses dos demais, e desinteressadamente, com o estado existente na realidade, no qual todos se sentem empurrados a lesar os outros, e sentem a ação não egoísta como a única por meio da qual a eliminação desse estado de inimizade é pensável em sua base — eles descrevem essa ação como desejável, louvável — boa. Consequentemente, o não egoísmo jamais teria sido louvado como o bom se o existente e real se identificasse com o desejável e desde sempre tivesse se identificado com ele.[37]

Sendo assim, é porque as relações sociais humanas sofrem, permanentemente, a atormentadora perturbação desse "traço indestrutível da natureza humana",[38] a saber — nos termos de Freud — a tendência à agressividade, é que a cultura tem que lançar mão de dois dispêndios irrecusáveis: a pena pedagógica e a valoração moral do amor até mesmo aos inimigos. Como ambos ainda se revelam insuficientes, cabe agora criar novos recursos, como o aproveitamento da luta, da disputa e mesmo da agressividade para fins mais nobres ou inofensivos. Sendo

---

37. Paul Rée, *Der Ursprung der moralischen Empfindungen*. Chemnitz, Verlag von E. Schmeitzner, 1887, p. 15.
38. Sigmund Freud, 2020, p. 65.

assim, Freud concorda com Rée em que os religiosos — e também os "comunistas" — são ingênuos quando, diante da guerra universal, sonham com a hipótese de que "o ser humano é inequivocamente bom, é bem-intencionado para com o próximo, porém a instituição da propriedade privada"[39] — afirmam os comunistas — ou o desvio da palavra divina — rezam os religiosos — "corrompeu sua natureza". Embora raramente atenda à esperança de Ricoeur de que a religião seja fundamental à inibição dos instintos e consolação da culpa, Freud já se alinha nitidamente à crítica marxiana, no final do livro, de que é "indubitável que uma mudança real nas relações do homem com a propriedade seria (...) de maior proveito do que todo e qualquer mandamento ético".[40] A grande concordância aqui, porém, de Freud não apenas com Rée, mas com todos os desmascaradores e críticos da natureza humana é a de que esta é dotada de uma agressividade fundamental que muitas vezes se esconde do olhar superficial. Conforme Freud:

> (...) o ser humano não é um ser manso, amável, que no máximo se faz capaz de se defender dos que o atacam, mas, sim, é um ser que em seus dotes pulsionais deve contar também com uma poderosa participação de tendências agressivas. Consequentemente, o próximo não é apenas um possível auxiliar e objeto sexual, mas também uma tentação para satisfazer sua agressividade, para se valer de sua força de trabalho sem o ressarcir, para usá-lo como objeto sexual sem o seu consentimento, e apropriar-se de seus bens, e humilhá-lo, provocar-lhe dor, martirizá-lo e matá-lo. *Homo homini lupus* [o homem é o lobo do homem].[41]

Antes de Freud, Schopenhauer já tinha sublinhado, e em cores não menos trágicas, que "a conduta geral dos seres humanos entre si se caracteriza, via de regra, pela injustiça, deslealdade extrema, dureza e mesmo crueldade: o oposto disso aparece apenas como exceção".[42] Após a constatação de Freud da monstruosidade da "natureza humana original",

---

39. *Ibidem*, p. 64.
40. *Ibidem*, p. 93.
41. *Ibidem*, p. 62.
42. Arthur Schopenhauer, "Die Welt als Wille und Vorstellung, Band II". In: Arthur Schopenhauer, *Sämtliche Werke* — Band II. Org.: W. F. von Löhneysen. Frankfurt, Suhrkamp, 1986. p. 578.

porém, é de Friedrich Nietzsche que ele mais se aproxima nos capítulos finais de *O mal-estar na civilização*. Na linha de Nietzsche, Freud assevera que "não é fácil para os seres humanos renunciarem à satisfação de sua tendência à agressividade (...) Se a cultura impõe tão grandes sacrifícios não apenas à sexualidade, mas também à tendência à agressividade do homem, com isso compreendemos melhor por que os seres humanos dificilmente se sentem felizes com ela".[43]

Resumidamente, Freud afirma que "o homem aculturado trocou uma parcela de possibilidade de felicidade por uma parcela de segurança". A liberdade dos primitivos, decerto, não pode ser alvo de inveja, pois estava "submetida a limitações de outro tipo, e possivelmente de uma severidade maior". No entanto, a permuta civilizatória da felicidade por segurança teve um "preço" alto: alimentou, progressivamente, o "principal problema do desenvolvimento da cultura", a saber, o sentimento de culpa. A origem dessa angústia, que é a tipicamente civilizada, é a seguinte: o homem procurou controlar o "mais poderoso obstáculo à civilização",[44] sua tendência original à agressividade, sobretudo por meio da introjeção, isto é, da internalização de sua agressividade. Retornada à fonte de origem, ou seja, ao próprio eu, a agressividade humana foi "assumida por uma parte do eu, que se contrapõe ao restante [do eu] na condição de supereu, e então como 'consciência', [passou] a exercer contra o eu a mesma disposição à agressividade que o eu teria se comprazido em satisfazer junto a outros indivíduos. À tensão entre o supereu tornado severo e o eu que se lhe está submetido chamamos de 'consciência de culpa'; ela se exterioriza como necessidade de punição".[45]

Esse diagnóstico não poderia ser mais aparentado à genealogia de Nietzsche da consciência de culpa ou "má consciência" (as quais são sinônimos para ele).[46] Conforme Nietzsche, ambas consistem na "maior e mais sinistra doença, da qual até hoje não se curou a humanidade", e que se origina de sua transição do estado de natureza à condição de vida

---

43. Sigmund Freud, 2020, p. 66.
44. *Ibidem*, p. 72.
45. *Ibidem*, p. 74.
46. Cf. Friedrich Nietzsche, *Genealogia da moral*. Trad.: P. C. de Souza. São Paulo, Companhia das Letras, 1998, p. 52.

"encerrada no âmbito da sociedade e da paz".[47] Essa angústia consiste no "sofrimento do homem com o homem, consigo: como resultado de uma violenta separação do seu passado animal (...) de uma declaração de guerra aos velhos instintos nos quais até então se baseava sua força, seu prazer".[48] Como pôde aceitar o terrível homem essa transição traumática? Sobretudo, por meio da injeção de sua própria violência contra si próprio, engendrando, assim, a "má consciência", a culpa e a desvalorização de seus instintos, corpo, natureza e mundo. Afinal: "todos os instintos que não se descarregam para fora voltam-se para dentro — isto é o que chamo de interiorização do homem (...). A hostilidade, a crueldade, o prazer na perseguição, no assalto, na mudança, na destruição — tudo isso se voltando contra os possuidores de tais instintos: esta é a origem da má consciência".[49]

Dessa "coisa sombria", que é a "má consciência" ou a "consciência de culpa", nasceu o que Nietzsche afirma ser o "grande perigo para a humanidade",[50] o "perigo entre os perigos":[51] o autodesprezo radical humano. O cume a que chegou esse desprezo consiste no ascetismo, adaptado pelo niilismo, e que logo se entrelaçou, com a ajuda das religiões pessimistas (cristianismo, budismo e bramanismo), com as formas de vida modernas. Quando o homem passou a introjetar sua violência contra si próprio, tornou-se cada vez mais um animal doente. Era preciso, pelo menos, explicar o sentido de sua dor, e para isso foram inventados dois valores consecutivos: sua doença se originava do pecado contra Deus, e, depois, da imperfeição ante o progresso científico. A ambos o homem buscou se sacrificar e se rebaixar cada vez mais; contudo, quanto maior era a entrega, mais doente se tornava, pois a entrega não significava outra coisa que não o acirramento da violência contra si próprio. Só há uma saída para o futuro: reinventar uma segunda inocência, na qual o homem moderno e civilizado abandonará os ídolos aos quais se curva e redescobrirá a leveza criativa.

---

47. *Ibidem*, p. 70.
48. *Ibidem*, p. 73.
49. *Ibidem*, p. 71.
50. *Ibidem*, p. 11.
51. *Ibidem*, p. 13.

O percurso final de *O mal-estar na civilização* tem muitas semelhanças com o de *Genealogia da moral*. Nos dois últimos capítulos do primeiro, e após descrever em detalhes sua "trama da consciência moral", Freud afirma que assim como na psicanálise individual, em que muitas vezes é necessário combater o supereu, e fazer baixar suas exigências, as quais (frutos como são da violência retornada a si) chegam amiúde a graus insuportáveis, pode ser que uma minuciosa "patologia das comunidades culturais"[52] por se realizar diagnostique "que muitas culturas — ou épocas culturais, possivelmente a inteira humanidade — possam se tornar 'neuróticas' sob a influência de tendências culturais" — isto é, a partir das autopunições tirânicas do supereu coletivo. Nesse caso, o mal-estar da civilização só seria curável — como toda patologia individual — por meio de sua "decomposição analítica", seguida do esforço por uma diminuição das exigências do supereu coletivo. Com base nessa hipótese, Freud conclui com a asserção de que a principal tarefa da cultura é a de encontrar caminhos substitutos para a satisfação de sua agressividade, que não apenas o retorno dela ao próprio eu, seguido do aprofundamento da culpa. As frustrações da libido não geram culpa, mas sintomas patológicos (não menos angustiantes). Apenas a incapacidade de dirigir a agressividade a objetos mais nobres ou inofensivos, seguida de seu afundamento em si próprio, cria a culpa. Sendo assim, a "questão decisiva para o destino da espécie humana"[53] é a de "se e até que ponto seu desenvolvimento cultural logrará dominar a perturbação da convivência representada pela agressividade e pela pulsão de autoaniquilamento". O "imortal Eros" será capaz de alcançar o feliz equilíbrio entre suas duas metades cindidas — o amor genital e o inibido em sua meta — de modo a conduzir o processo civilizatório a um patamar em que não haja o risco de queda de seu poder nas mãos da barbárie humana, sedenta por destruição? Essa questão é crucial, uma vez que "os seres humanos levaram a tal ponto o seu domínio sobre as forças da natureza que, com o auxílio delas, será fácil se exterminarem uns aos outros, até o último homem".[54]

---

52. Sigmund Freud, 2020, p. 94.
53. *Ibidem*, p. 94.
54. *Ibidem*, p. 95.

Inúmeros outros vínculos brotam desse texto com outras lições da história do pensamento: Max Horkheimer e Theodor Adorno, por exemplo, também apontam de modo muito concordante com Freud para o perigo de a civilização se deixar conduzir, unilateralmente, por um projeto de domínio (instrumental) da natureza que, caso desacompanhado do trabalho igualmente necessário de educação da natureza humana, de sua sexualidade, agressividade, equilíbrio das reivindicações individuais e coletivas, busca da felicidade etc., só pode conduzir a uma "resplandecente calamidade triunfal".[55] Soren Kierkegaard também atou a essência, de modo conducente a Freud, do desenvolvimento cultural humano ao sentimento de angústia ("que a angústia apareça é aquilo ao redor do que tudo gira")[56] à história humana — em grande sintonia com a classificação freudiana de que "o sentimento de culpa no fundo nada mais é do que uma variedade tópica da angústia", a qual "encontra-se por trás de todos os sintomas" e se apresenta como o gênero a envolver tanto as frustrações da agressividade como as do amor. Platão já aludira antes de Freud à conclusão das musas jônicas ou sicilianas de que "o ser é múltiplo e também uno, e que se mantém coeso pelo ódio [multiplicidade] e pela amizade [unidade]".[57] Entre muitas outras relações sobre as quais ascende a genuína originalidade do texto aqui em tela.

Guilherme Marconi Germer [58]

---

55. Max Horkheimer, Theodor Adorno, *Dialética do esclarecimento*. Trad.: G. A. de Almeida. Rio de Janeiro, Ed. Zahar, 2006. Edição do Kindle, l. 202.
56. Soren Kierkegaard, *O conceito de angústia*. Trad.: A. Valls. Petrópolis, Ed. Vozes, 2017. Edição do Kindle, l. 856.
57. Platão, *O sofista*. Trad.: Carlos A. Nunes. 2003. Edição do Kindle, Local do Kindle: 405.
58. Pós-doutorando em Filosofia pela Universidade de São Paulo (USP) e pesquisador convidado da Eberhard Karls Universität Tübingen, concluiu pós-doutorado na Universidade Estadual de Maringá (UEM) como bolsista da Coordenação de Aperfeiçoamento de Pessoal de Nível Superior (Capes), e doutorado, mestrado, licenciatura e bacharelado na Universidade Estadual de Campinas (Unicamp), como bolsista da Fundação de Amparo à Pesquisa do Estado de São Paulo (Fapesp), do Conselho Nacional de Desenvolvimento Científico e Tecnológico (CNPq) e da Capes. Doutorado pela Università del Salento (em Lecce, na Itália). É membro do conselho editorial da *Voluntas: Revista Internacional de Filosofia* e do *Blog Científico Open Philosophy* (da Unicamp).

I

Não se pode evitar a impressão de que os seres humanos geralmente se medem por critérios equivocados, aspirando a poder, sucesso e riqueza para si e admirando-os nos outros, menosprezando, porém, os verdadeiros valores da vida. No entanto, ao se pautar por qualquer juízo geral desse tipo, está-se arriscado a esquecer o colorido do mundo humano e de sua vida anímica. Existem alguns homens a que não se é negada a veneração de seus contemporâneos, ainda que sua grandeza resida em qualidades e realizações de todo estranhas às metas e ideais da multidão. Com facilidade vai se querer supor que apenas uma minoria reconhece esses grandes homens, enquanto a grande maioria não deseja nada saber a seu respeito. Ocorre que as coisas podem não ser tão simples, graças aos desacordos entre o pensar e o agir no ser humano e ao caráter múltiplo de suas moções de desejo.

Um desses homens eminentes se diz meu amigo, em suas cartas. Enviei-lhe meu opúsculo que trata da religião como ilusão,[1] ao que ele respondeu dizendo concordar plenamente com meu juízo sobre a religião, lamentando, porém, o fato de eu não ter dignificado a real fonte da religiosidade. Dizia-me ele que essa fonte seria um sentimento peculiar, a tal ponto que ele próprio jamais a abandonara, e que ela fora confirmada por muitos outros, razão pela qual ele se sentiu autorizado a supor tal sentimento em milhões de pessoas. Um sentimento que ele gostaria de chamar de sensação de "eternidade", sentimento como que de algo ilimitado, isento de barreiras, a bem dizer "oceânico". Esse sentimento seria um fato puramente subjetivo, de modo algum um artigo de fé; a ele não se atrela nenhuma garantia de continuidade pessoal, que seria, porém, a fonte da energia religiosa, apreendida pelas mais diversas Igrejas e sistemas religiosos, conduzidos por determinados canais, nos quais por certo é também consumido. Só mesmo com base nesse sentimento

---

1. *O futuro de uma ilusão* (1927c).

oceânico poderia o homem se chamar religioso, mesmo ante a recusa de toda a crença e de toda a ilusão.

Essa manifestação de meu venerado amigo, que aliás ele próprio certa vez honrou poeticamente o encanto da ilusão, trouxe-me não pequenas dificuldades.[2] Eu próprio não consegui descobrir esse sentimento "oceânico" em mim. Não é algo cômodo elaborar sentimentos pela via científica. O que se pode fazer é buscar descrever seus indícios fisiológicos. Onde isso não é possível — e receio que mesmo o sentimento oceânico se mostre esquivo a tal caracterização —, nada mais resta que não se ater ao conteúdo da representação que melhor se ligue ao sentimento pela via associativa. Tivesse eu compreendido corretamente a meu amigo, veria que ele tinha em mente a mesma ideia com que um poeta original e bastante excêntrico brindou a seu herói como consolo ante a morte por suicídio: "Deste mundo não podemos cair".[3] Portanto, um sentimento de atrelamento indissolúvel, de pertencimento ao todo do mundo exterior. Eu estaria inclinado a dizer que para mim tal sentimento tem mais algo de uma intuição intelectual, por certo que não desprovida de caráter afetivo, de índole semelhante à que não falta em outros atos de pensamento. No tocante à minha pessoa, não consegui me convencer da natureza primária de tal sentimento. Mas com isso, porém, não tenho o direito de contestar seu efetivo aparecimento em outras pessoas. Cabe-se tão somente perguntar se ele foi interpretado corretamente e se deve ser reconhecido como *fons et origo* [fonte e origem] de todas as necessidades religiosas.

Nada tenho a apresentar que possa influir decisivamente na solução desse problema. A ideia de que o ser humano possa ter notícia de sua conexão com o mundo mediante um sentimento imediato, direcionado desde o início, soa-me tão estranha, e ajusta-se mal ao tecido de nossa psicologia, a ponto de justificar uma derivação psicanalítica, isto é, genética, de tal sentimento. Ocorre-nos então a sequência de ideias a seguir: normalmente, nada se tem de mais certo que o sentimento de

---

2. [Nota acrescentada em 1931:] Liluli [1919] – Desde a publicação dos livros *A vida de Ramakrishna* (1929) e *La vida de Vivekananda* (1930), já não preciso esconder que o amigo mencionado no texto é Romain Rolland.
3. Christian Dietrich Grabbe (1801-1836), *Hannibal*: "Por certo que deste mundo não podemos cair. Estamos definitivamente nele".

nosso si mesmo, de nosso próprio eu. Este eu nos parece autônomo, unitário, bem desligado de todo o restante. Que essa impressão seja enganosa, que o eu muito mais se continua para dentro e sem uma fronteira nítida com um ser anímico inconsciente que denominamos "isso", já que serve como que de fachada, bem isso nos ensinou pesquisa psicanalítica, sendo a primeira a fazê-lo, e ainda nos deve muitas informações sobre a relação do eu com o isso. Mas pelo menos em relação ao exterior o eu parece afirmar linhas fronteiriças claras e nítidas. De modo que as coisas mudam só mesmo num estado que, se por certo é extraordinário, não pode ser condenado como doentio. No auge do enamoramento, a fronteira entre o eu e o objeto ameaça esvanecer-se. Contrariando todos os testemunhos dos sentidos, o enamorado afirma que eu e tu são um, mostrando-se disposto a se comportar como se assim fosse. O que pode ser cancelado de modo passageiro por uma função fisiológica, por certo que tem de poder ser perturbado também por processos doentios. A patologia nos ensina a conhecer uma grande quantidade de estados nos quais a delimitação do eu em relação ao mundo exterior se faz incerta ou então a fronteira entre eles é traçada de maneira efetivamente incorreta; casos em que partes do corpo próprio, e mesmo fragmentos, percepções, pensamentos e percepções de nossa própria vida anímica nos parecem estranhos e não pertencentes ao eu, e outros casos ainda nos quais se atribui ao mundo exterior o que manifestamente se gerou no eu e por ele deveria ser reconhecido. Portanto, também o sentimento do eu encontra-se exposto a perturbações, e as fronteiras do eu não são estáveis.

Uma reflexão posterior nos diz: esse sentimento do eu do adulto não pode ter sido assim desde o início. Ele tem de ter passado por um desenvolvimento que não pode ser demonstrado de modo abstrato, mas que pode ser construído com bastante probabilidade.[4] O lactente não separa o seu eu do mundo exterior como fonte das sensações que lhe afluem. Isso é algo que ele aprende pouco a pouco, por diferentes estímulos. A mais forte impressão tem de lhe proporcionar o fato de que muitas das

---

4. Cf. o sem-número de trabalhos sobre o desenvolvimento do eu e sobre o sentimento do eu, de autoria de Ferenczi, *O desenvolvimento do sentido de realidade* (1913), até as contribuições de P. Federn (1926, 1927 e anos subsequentes).

fontes de estimulação, nas quais ele mais tarde reconhecerá seus órgãos corporais, podem lhe enviar sensações a todo instante, ao passo que outras — entre elas a mais desejada, o seio materno — se lhe subtraem temporariamente, e ele só consegue recuperá-las com o auxílio de um grito de resistência. Desse modo, ao eu se contrapõe pela primeira vez um "objeto" como algo que se encontra "fora" e só por meio de uma ação particular é impelido a aparecer. Uma outra impulsão para que o eu se desprenda da massa de sensações, portanto para o reconhecimento de um "fora", de um mundo exterior, é proporcionada pelas frequentes, múltiplas, inevitáveis sensações de dor e desprazer, estas que o princípio do prazer, ilimitado e preponderante, ordena suprimir e evitar. Surge a tendência a isolar do eu tudo o que possa se tornar fonte de tal desprazer, e lançá-lo para fora, a compor um puro eu-prazer, e a ele se contrapõe um fora estranho e ameaçador. Os limites desse eu-prazer primitivo não podem ser retificados pela experiência. Contudo, muito daquilo que não se gostaria de abrir mão, porque prazeroso, não é eu, e sim objeto, e muito do martírio que se gostaria de arrojar de si não obstante comprova-se inseparável do eu, ao modo de origem interna. Aprende-se a conhecer um procedimento que, mediante um guia intencional da atividade dos sentidos e uma apropriada ação muscular, permite distinguir o interno — que pertence ao eu — e o externo — proveniente do mundo exterior; e com isso se dá o primeiro passo para se instaurar o princípio de realidade, que deverá governar o desenvolvimento posterior. Naturalmente que essa distinção serve para o propósito prático de rastrear as sensações de prazer ameaçadoras e delas se defender. O fato de que o eu, para se defender de certas sensações desprazerosas vindas de seu interior, não aplique nenhum outro método que não os de que se vale contra o desprazer vindo do exterior será então o ponto de partida para significativos distúrbios enfermiços.

É desse modo que o eu se separa do mundo exterior. Dito mais corretamente: originalmente o eu contém tudo, mais tarde segrega de si um mundo exterior. Nosso atual sentimento do eu é apenas um resto comprimido de um sentimento de maior abrangência — sim, um sentimento abrangente a que corresponde uma ligação mais íntima do eu com o mundo à sua volta. Se pudermos supor que esse sentimento primário do eu está contido — em maior ou menor medida — na vida anímica de muitas pessoas, ele seria então uma espécie de contraparte do sentimento do eu, delimitado de modo mais estreito e mais nítido, próprio da maturidade, e os conteúdos de representação a ele adequados seriam justamente os da ausência de limite e da ligação com o universo, os mesmos com que meu amigo elucida o sentimento "oceânico". Agora, porém, temos o direito a hipotetizar a sobrevivência do originário junto do posterior, que dele adveio?

Sem dúvida: fato como esse não é estranho nem ao âmbito anímico nem a outros. No tocante ao reino animal, mantemos a suposição segundo a qual as modalidades de desenvolvimento superior provêm das inferiores. No entanto, ainda hoje encontramos entre os seres vivos todas as formas de vida simples. O gênero dos grandes sáurios se extinguiu, dando lugar ao dos mamíferos, mas um autêntico representante desse gênero, o crocodilo, ainda vive entre nós. A analogia pode ser um tanto remota, e ainda padecer da circunstância de que as espécies inferiores sobreviventes o mais das vezes não são os antepassados autênticos das atuais, mais evoluídas. Via de regra, os elos intermediários estão extintos, sendo conhecidos só mesmo mediante reconstrução. Em compensação, no âmbito da alma é frequente a conservação do primitivo juntamente com o que dele nasceu por transformação, e tanto é assim que dispensa a comprovação por exemplos. Esse fato é quase sempre resultado de uma cisão na evolução. Uma porção quantitativa de uma atitude, de uma moção pulsional, manteve-se inalterada, enquanto já outra experimentou evolução subsequente.

Com isso tocamos no problema, mais geral, da conservação no âmbito psíquico, que ainda pouco foi elaborada, sendo, porém, tão atraente e significativa que a ela podemos dedicar um instante de atenção, ainda que aqui não se tenha motivo para tanto. Desde que superamos o erro de acreditar que o esquecimento, habitual entre nós, significa uma destruição do registro mnêmico, portanto seu aniquilamento, ficamos propensos a supor o contrário, isto é, que na vida anímica nada do que um dia se formou pode perecer, que tudo de algum modo se conserva e sob determinadas circunstâncias pode ser trazido à luz, por exemplo, por meio de regressão com alcance suficiente para tal. Por meio de comparação trazida de outra esfera, intentemos esclarecer qual o conteúdo dessa suposição. A título de exemplo, tomemos o desenvolvimento da

Cidade Eterna.[5] Os historiadores nos ensinam que a Roma mais antiga foi a Roma Quadrata, uma colônia cercada sobre o Monte Palatino. Então se seguiu a fase do *Septimontium*, uma reunião dos assentamentos das colinas; depois a cidade, delimitada pela muralha de Sérvio Túlio, e depois, ainda, após todas as transformações do período republicano e dos primórdios do império, a cidade, que o imperador Aureliano cercou com suas muralhas. Não pretendemos seguir as transformações da cidade mais além, e sim nos perguntar o que um visitante, que imaginamos provido de plenos conhecimentos históricos e topográficos, poderia ainda encontrar desses primeiros estágios da Roma de hoje. Ele verá a muralha de Aureliano até hoje quase intacta, salvo por uma ou outra ruptura. Em alguns pontos ele encontrará trechos da Muralha Serviana trazidos à luz mediante escavações. Se soubesse bastante — mais do que sabe a arqueologia de hoje —, talvez pudesse delinear o inteiro percurso dessa muralha, bem como a silhueta de Roma Quadrata. Dos edifícios que outrora povoaram essas antigas quadras ele nada encontrará, ou verá resquícios reduzidos, pois já não mais existem. O máximo que o melhor conhecimento da Roma da República lhe poderia oferecer seria o de saber assinalar os lugares em que se tinham erigido os templos e os edifícios públicos daquela época. O que hoje ocupa esses lugares são ruínas, mas não ruínas deles próprios, e sim de suas renovações de períodos mais recentes, após incêndios e destruições. Quase não é preciso fazer menção especial ao fato de que todas essas reminiscências da Roma Antiga aparecem dispersas no emaranhado de uma grande cidade dos últimos séculos desde a Renascença. E certo é que muito da conformação antiga ainda jaz sepultado no solo da cidade ou entre suas construções modernas. Esse é o tipo de conservação do passado com que deparamos em cidades históricas como Roma.

Adotemos agora a fantástica suposição segundo a qual Roma não seria uma habitação de seres humanos, mas um ser psíquico cujo passado seria igualmente extenso e rico, no qual nada do que um dia veio a se produzir tenha sucumbido, no qual ao lado das últimas fases de desenvolvimento ainda persistem mesmo todas as anteriores. Para Roma, isso significaria que sobre o Palatino antigo erguessem-se às alturas antigas

---

5. Segundo o *The Cambridge Ancient History*, vol. VII, 1928, "The founding of Rome", de Hugh Last.

os palácios imperiais e o *Septizonium* de Sétimo Severo; que o castelo de Santo Ângelo ainda trouxesse em suas ameias as belas estátuas que o ornavam até o cerco dos godos etc. Mas ainda mais: no lugar do Palazzo Caffarelli continuaria a existir, sem que se precisasse demoli-lo, o templo de Júpiter Capitolino, e este não apenas em sua última forma, como o viram os romanos do tempo do império, mas também em sua primeira, quando ainda mostrava formas etruscas e adornavam-no antefixas de argila. Onde agora se posta o Coliseu, poderíamos admirar também a desaparecida *Domus aurea*, de Nero; na praça do Panteão, encontraríamos não apenas o Panteão de hoje, como nos foi legado por Adriano, mas sim, no mesmo terreno, também a construção original de M. Agripa; sim, o mesmo terreno traria também a igreja Maria sopra Minerva e o templo antigo sobre o qual ela foi erigida. E para tanto, para se evocar uma ou outra dessas visões, talvez se precisasse de apenas uma mudança na direção do olhar ou de ponto de vista da parte do observador.

É evidente que não há nenhum sentido em seguir urdindo essa fantasia, pois ela conduz ao irrepresentável, ao absurdo. Se quisermos nos representar espacialmente com relação à sucessão histórica, só o conseguiremos mediante uma sucessão no espaço; o mesmo espaço não comporta um duplo preenchimento. Nossa tentativa parece uma brincadeira ociosa, e sua única justificação está em nos mostrar quão longe estamos de dominar as peculiaridades da vida anímica mediante uma apresentação visual.

Ainda temos de nos posicionar ante a seguinte objeção. Ela nos questiona sobre o porquê de escolhermos o passado de uma cidade para compará-lo com o passo anímico. A hipótese da conservação de todo o passado vale também para o caso da vida psíquica somente sob a condição de que o órgão da psique tenha se mantido intacto, que seu tecido não tenha passado por trauma ou inflamação. Contudo, efeitos destrutivos que pudéssemos comparar a essas causas de enfermidade não faltam na história de cidade alguma, mesmo daquelas que não tenham um passado como o de Roma, mesmo daquelas que, como Londres, quase não tenha sofrido hostilidade de algum inimigo. Por mais pacífico que seja o desenvolvimento de uma cidade, ela comporta demolições e substituições de edifícios, e por isso ela é de antemão inapropriada para tal comparação com o organismo anímico.

Acedemos a essa objeção e, renunciando ao impressionante efeito de contraste, voltamo-nos a um objeto de comparação que, afinal, é mais aparentado, como é o caso do corpo animal ou humano. Mas também aqui encontramos a mesma coisa. As fases iniciais do desenvolvimento não se conservaram em nenhum sentido, e vieram dar nas fases posteriores, que nos forneceram o material. O embrião não se deixa registrar no adulto; a glândula do timo, que a criança possuía, após a puberdade é substituída pelo tecido conjuntivo, porém ela própria não está presente; nos ossos longos do homem maduro posso efetivamente encontrar o contorno do osso infantil, mas como tal esse já se foi, já que se estirou e se fez espesso até chegar à sua forma definitiva. Ficamos neste ponto, isto é, uma tal conservação de todos os estágios anteriores junto à forma final só se faz possível na esfera anímica, e não estamos em condições de ter uma ideia clara dessa ocorrência.

Talvez possamos ir mais longe nessa hipótese. Talvez devêssemos nos contentar em afirmar que o passado *pode* se manter na vida psíquica sem *necessariamente* ter de ser destruído. É sempre possível que também no psíquico muito do antigo — como norma ou como exceção — seja diluído ou esgotado a ponto de não mais poder ser restabelecido ou reanimado por processo algum, ou que a conservação de modo geral se faça atrelada a certas condições favoráveis. É possível, mas nada sabemos sobre isso. O que assim poderíamos sustentar é que a conservação do passado na vida anímica vem a ser antes a regra do que uma estranha exceção.

Estando já tão prontos a admitir que em muitos seres humanos há um sentimento "oceânico", e propensos a reconduzi-lo a uma fase inicial do sentimento do eu, outra questão vem se impor a nós, a saber, que prerrogativa tem esse sentimento para ser considerado como a fonte das necessidades religiosas?

Para mim essa prerrogativa parece indiscutível. Um sentimento só pode ser uma fonte de energia se ele próprio for expressão de uma forte necessidade. Quanto às necessidades religiosas, parece-me algo irrefutável que elas derivam do desamparo infantil e do anseio pelo pai por ela despertado, tanto mais que esse sentimento não é simplesmente um prolongamento da vida infantil, mas sim é duradouramente conservado pela angústia ante o superpoder do destino. Eu não saberia indicar uma necessidade infantil que tivesse força semelhante à da proteção do pai. Daí o papel do sentimento oceânico, que talvez pudesse aspirar ao restabelecimento do narcisismo ilimitado, sendo forçado a sair do primeiro plano. A origem do sentimento de desamparo infantil pode ser seguida em claros contornos até a origem da atitude religiosa. Possivelmente algo outro se esconde por detrás, mas por ora está envolvido pela névoa.

Posso bem imaginar que o sentimento oceânico tenha estabelecido relações com a religião posteriormente. Esse ser-uno com o todo, que é o conteúdo de pensamento que o corresponde, fala a nós como uma primeira tentativa de consolo religioso, ao modo de um outro caminho para a negação do perigo, que o eu reconhece como vindo ameaçá-lo do mundo exterior. Eu reitero a confissão de que me é cansativo trabalhar com essas grandezas que mal se podem abarcar. Outro de meus amigos, que por um impulso de conhecer insaciável foi levado aos mais insólitos experimentos, tornando-se por fim um sabe-tudo, garantiu-me que nas práticas de ioga, por meio de um desvio em relação ao mundo exterior, por meio da vinculação da atenção às funções corporais e a modos de respiração particulares, pôde efetivamente despertar em si novas sensações e sentimentos de universalidade, que ele pretende conceber como regressões a estados arcaicos da vida anímica, de há muito recoberto por outros. Ele vê aí uma fundamentação por assim dizer fisiológica de muitas sabedorias da vida mística. Aqui vêm se pronunciar nexos com diversas modificações obscuras da vida anímica, a exemplo do transe e do êxtase. Só que isso me força a exclamar, com as palavras do mergulhador de Schiller:

"Que se compraza aquele que aqui respira em rósea luz."

II

Em meu escrito *O futuro de uma ilusão* trata-se bem menos das fontes mais profundas do sentimento religioso e mais do que o homem comum via de regra entende por sua religião, ou seja, o sistema de doutrinas e promessas que, por um lado, lhe esclarece com invejável abrangência os enigmas desse mundo e, por outro, lhe assegura que uma Providência cuidadosa está a zelar por sua vida e vai ressarcir todas as suas eventuais frustações numa existência no além. O homem comum só consegue representar essa Providência na pessoa de um Pai grandiosamente elevado. Só mesmo um tal Pai pode conhecer as necessidades da criança humana, abrandar-se com suas súplicas, apaziguar-se ante os sinais de seu arrependimento. Tudo isso é tão manifestamente infantil, tão alheio a toda a realidade, que alguém movido por sentimentos humanistas se doerá em pensar que a grande maioria dos mortais jamais poderá se alçar acima dessa concepção de vida. Ainda mais vergonhoso é saber do grande número de nossos contemporâneos que poderia reconhecer o quanto essa religião é insustentável e, não obstante, em seu lamentável movimento de retirada, procura se defender palmo a palmo de tal compreensão. Gostaríamos de nos misturar às fileiras dos crentes a fim de lançar a seguinte admoestação aos filósofos que acreditam salvar Deus da religião, substituindo-o por um princípio impessoal, obscuramente abstrato: "Não invocarás o nome do Senhor teu Deus em vão!", pois se alguns dos mais excelsos espíritos do passado fizeram o mesmo, não é certo aqui invocar seu exemplo. Nós sabemos por que tiveram de fazê-lo.

Voltemos então ao homem comum e à sua religião, a única que deveria levar esse nome. O que primeiramente nos ocorre é a conhecida afirmação de um de nossos grandes poetas e sábios, que se pronuncia sobre a relação entre arte e ciência. Segundo ele:

"Quem possui ciência e arte
também tem religião;

quem não possui nem um nem outro,
que tenha religião!"⁶

Esse dito, por um lado, vem opor a religião a ambas as supremas realizações do ser humano, e, por outro, afirma que quanto a seu valor vital elas podem ser substituídas ou cambiadas entre si. Se quisermos também contestar ao homem comum a religião, é evidente que não teremos a autoridade do poeta ao nosso lado. Tentemos um caminho particular para nos aproximarmos de uma apreciação desse enunciado. A vida, tal como nos é imposta, é para nós demasiado árdua, trazendo--nos muitas dores, decepções, tarefas insolúveis. A fim de suportá-la, não podemos dispensar meios de mitigação. ("Isto não vai sem construções auxiliares", nos diz Theodor Fontane.⁷) Esses meios se nos dão possivelmente em três classes: distrações poderosas, que nos permitem reduzir nossa miséria, satisfações substitutivas, que as aliviam, substâncias embriagantes, que nos fazem insensíveis a elas. Qualquer coisa desse gênero é indispensável.⁸ Voltaire aponta para as distrações quando em seu *Cândido* faz ressoar o conselho de cultivar seu jardim; distração como essa vem a ser também a atividade científica. Se comparadas à realidade, as satisfações substitutivas como a que nos oferece a arte são ilusões, mas nem por isso são psiquicamente menos efetivas, graças ao papel que a fantasia veio a impor na vida anímica. As substâncias embriagadoras influem sobre nosso corpo, alteram a sua química. Não é algo simples indicar o posto da religião nessa série. Teremos de prosseguir na sondagem.

    A pergunta pela finalidade da vida humana foi posta incontáveis vezes; ela ainda não encontrou resposta satisfatória, e talvez nem mesmo a permita. Muitos dos que a buscaram acrescentaram que, caso se descobrisse que a vida não possui nenhuma finalidade, ela perderia todo o valor. Porém essa ameaça nada muda. Parece muito mais que se tem direito a recusar tal pergunta. Seu pressuposto parece ser aquela presunção

---

6. Goethe, *Zahmen Xenien* IX (obra póstuma).
7. Em seu romance *Effi Briest*, de 1895. (N.T.)
8. O mesmo diz Wilhelm Busch em *Die fromme Helene (A piedosa Helena)*, num nível mais baixo: "Quem tem preocupações também tem licor".

humana da qual conhecemos já tantas outras manifestações. Com relação à finalidade da vida dos animais não se fala de finalidade, a não ser que esta envolva algo como servir ao homem. Ocorre que isso tampouco é sustentável, pois com muitos animais o homem não sabe o que fazer — a não ser descrever, classificar, estudar —, e inúmeras espécies de animais escaparam a esse emprego, pois viveram e se extinguiram sem que o homem sequer as tivesse visto. Mais uma vez, aqui é apenas a religião que sabe responder à pergunta pela finalidade da vida. Dificilmente se vai errar se se decidir que a ideia de uma finalidade da vida se põe e deixa de se pôr com o sistema religioso.

Por isso passaremos a uma pergunta menos pretensiosa: o que é que os próprios seres humanos, até por seu comportamento, permitem discernir como finalidade e propósito de sua vida, o que exigem dela, o que nela querem alcançar. A resposta a isso é difícil errar: aspiram à felicidade, querem se tornar mais felizes e assim permanecer. Essa aspiração tem dois lados, uma meta positiva e uma negativa: por um lado se deseja a ausência de dor e desprazer, por outro, a vivência de sentimentos de prazer mais intensos. No sentido estrito e mais literal, "felicidade" refere-se unicamente ao segundo sentido. De modo correspondente a essa bipartição de metas, a atividade do homem desdobra-se segundo duas direções, dependendo da busca de se realizar uma ou outra dessas metas, de maneira predominante ou mesmo exclusiva.

O que se tem, como se percebe, é que a finalidade da vida é simplesmente o programa do princípio do prazer. Esse princípio governa o funcionamento do aparato anímico desde o início; não há dúvidas quanto à sua conveniência, e, no entanto, seu programa entra numa contenda com o mundo inteiro, tanto com o macrocosmo quanto com o microcosmo. De modo algum ele é realizável, a integralidade das disposições do Todo o contraria; bem se gostaria de dizer que o propósito de que o homem seja "feliz" não está contido no plano da "Criação". O que em sentido mais estrito se chama "felicidade" surge antes da satisfação mais repentina de necessidades altamente retidas, e por sua natureza faz-se possível apenas como fenômeno episódico. Toda e qualquer permanência de uma situação acalentada pelo princípio do prazer resulta apenas numa sensação de morno bem-estar; somos organizados de tal maneira que só podemos desfrutar intensamente o contraste, enquanto o estado, podemos muito pouco.⁹ Assim sendo, nossas possibilidades de felicidade são limitadas já por nossa constituição. Muito menos difícil é experimentar a infelicidade. De três lados nos ameaça o sofrimento, a saber, do próprio corpo, fadado à decadência e à dissolução, não podendo prescindir nem mesmo da dor e da angústia como sinais de advertência, do mundo exterior, que pode se enfurecer contra nós com forças superiores, inclementes e destruidoras, e, por fim, das relações com as outras pessoas. O sofrimento que deriva dessas fontes nós o sentimos talvez mais dolorosamente do que qualquer outro; estamos inclinados a vê-lo como um ingrediente em certa medida supérfluo, ainda que não seja menos fatalmente inevitável que o sofrimento de outra proveniência.

Sob a pressão dessas possibilidades de sofrimento, não admira que os seres humanos cuidem de moderar suas exigências de felicidade, tal como, sob a influência do mundo exterior, o próprio princípio do prazer se transforme no mais modesto princípio de realidade; não admira que já se considerem felizes por terem escapado à infelicidade e resistido ao sofrimento e que, de modo geral, a tarefa de evitar o sofrimento empurre para segundo plano a de obtenção do prazer. A reflexão ensina que se deve tentar resolver essa tarefa por muitos meios diferentes; todos esses caminhos têm sido recomendados pelas diferentes escolas de sabedoria de vida e foram percorridos pelos seres humanos. Uma satisfação irrestrita de todas as necessidades impõe-se como a regra de vida mais atraente, mas isso significa antepor o gozo à cautela e recebe seu castigo logo após breve exercício. Os outros métodos, dos quais o propósito principal é evitar o desprazer, diferenciam-se segundo a fonte desse último, à qual se volta a maior atenção. Aqui se tem procedimentos extremos e moderados, tem-se os unilaterais e aqueles que simultaneamente atacam em várias frentes. Uma solidão desejada, a atitude de distanciamento dos outros é a proteção mais imediata contra o sofrimento que pode advir das relações humanas. Compreende-se: a felicidade que se pode obter nesse caminho é a do sossego. Contra o temido mundo exterior não é possível se proteger a não ser por algum tipo de afastamento, isso caso se queira realizar essa tarefa sozinho. Por certo que há outro e melhor caminho, pelo qual,

---

9. Goethe chega a advertir: "Nada é mais difícil de suportar do que uma série de belos dias". Isso, porém, pode ser um exagero.

como membro da comunidade humana e com o auxílio da técnica guiada pela ciência, deve-se passar à ofensiva contra a natureza e submetê-la à vontade humana. Então se trabalha com todos para a felicidade de todos. Mas os métodos mais interessantes para se abster do sofrimento são os que procuram influir no próprio organismo. Se ao final todo o sofrimento é apenas sensação, ele só persistirá se o sentirmos, e só o sentimos como consequência de certos dispositivos de nosso organismo.

O método mais rudimentar, mas também o mais eficaz para se exercer tal influência, é o químico, a intoxicação. Não acredito que alguém tenha já penetrado o seu mecanismo, mas é fato que existem substâncias estranhas ao corpo cuja presença no sangue e nos tecidos produz em nós imediatas sensações de prazer, mas também de tal maneira alteram as condições de nossa vida sensível que nos tornam incapazes de receber moções de desprazer. Ambos os efeitos não se dão ao mesmo tempo, e sim parecem vir intimamente atrelados um ao outro. Ocorre que também em nossa própria química devem existir substâncias que produzem efeito semelhante, pois conhecemos pelo menos um estado enfermiço, a mania, no qual se produz essa atitude semelhante à embriaguez sem que se tenha introduzido o tóxico embriagador. Além disso, nossa vida anímica normal apresenta oscilações que vão de uma liberação do prazer mais fácil ou difícil e, paralelamente a isso, sobrevém uma receptividade reduzida ou aumentada ao desprazer. É de muito se lamentar que esse lado tóxico dos processos anímicos tenha escapado à investigação científica até o presente momento. O que se consegue com as substâncias tóxicas na luta pela felicidade e pelo afastamento da miséria é tão apreciado como benefício que tanto indivíduos como povos inteiros lhe concederam lugar cativo em sua economia libidinal. A eles deve-se não apenas a obtenção imediata de prazer, mas também uma parcela de independência, ardentemente ansiada, em relação ao mundo exterior. Sabe-se, afinal, que com o auxílio dos "elixires de Baco" a todo momento é possível se evadir da pressão da realidade e encontrar refúgio em um mundo próprio, com melhores condições de sensação. É sabido que precisamente essa propriedade dos remédios embriagadores condiciona também seus riscos e sua nocividade. Sob certas circunstâncias eles são culpabilizados pelo dispêndio inútil de grandes quantidades de energia que poderiam ser empregadas para se melhorar a sorte dos seres humanos.

Ocorre que o complexo edifício de nosso aparato anímico permite também toda uma série de outras influências. Assim como a satisfação pulsional equivale à felicidade, assim também ela provoca intenso sofrimento quando o mundo exterior nos deixa na indigência, ao recusar a satisfação de nossas necessidades. Portanto, por meio de intervenção nas moções pulsionais, pode-se esperar o alívio de parte do sofrimento. Esse tipo de defesa contra o sofrimento já não afeta o aparato das sensações, e sim busca dominar as fontes internas das necessidades. De modo extremo, é isso o que acontece quando se matam as pulsões, conforme ensina a sabedoria de vida oriental e a prática da ioga. Se se o consegue, por certo que com isso se renuncia também a toda outra atividade (tendo se sacrificado a vida), para, por outro caminho, recuperar tão somente a felicidade do sossego. Com metas mais modestas, segue-se o mesmo caminho de quando se aspira ao domínio da vida pulsional. As metas que então governam são as instâncias psíquicas mais elevadas que se submeteram ao princípio de realidade. Com isso, de modo algum se renunciou à intenção de satisfação; uma certa proteção contra o sofrimento assim se deixa alcançar, de modo que a insatisfação das pulsões mantidas independentes não se faz sentir como tão dolorosa quanto a das não inibidas. Em compensação, porém, tem-se uma inegável redução de todas as possibilidades de gozo. O sentimento de felicidade na satisfação de uma pulsão selvagem não dominada pelo eu é incomparavelmente mais intenso do que o obtido pela saciedade de uma pulsão domesticada. O caráter incoercível dos impulsos perversos, e talvez também o caráter estimulante do proibido, encontra aqui uma explicação econômica.

Outra técnica de defesa contra o sofrimento serve-se dos deslocamentos de libido, permitidos por nosso aparato anímico, por meio dos quais sua função tanto ganha em flexibilidade. O problema a se resolver é o de deslocar as metas pulsionais de tal modo que não possam ser afetadas pela frustração pelo mundo exterior. Para isso, a sublimação dos impulsos vem prestar seu auxílio. Alcança-se o máximo sobretudo quando se consegue elevar de modo satisfatório o ganho de prazer proveniente das fontes do trabalho psíquico e intelectual. Mas o destino aí pouco pode fazer contra nós. Satisfações do tipo da alegria do artista ao criar, ao dar corpo às imagens de sua fantasia, ou como a do pesquisador que busca a solução de problemas e o conhecimento da verdade, possuem uma qualidade peculiar que por certo algum dia poderemos caracterizar pela via metapsicológica. Por ora só podemos dizer de modo figurado que nos aparecem "mais sutis e superiores", mas sua intensidade se faz amortecida em comparação à que produz a saciedade de moções pulsionais mais grosseiras e primárias; elas não abalam nossa corporeidade. Porém o ponto fraco desse método reside em ele não ser de aplicação universal, sendo acessível a apenas poucas pessoas. Ele pressupõe disposições e dotes particulares, que não são lá muito frequentes no montante eficaz. E nem sequer a esses poucos se pode garantir uma proteção perfeita contra o sofrimento, ele não lhes cria nenhuma couraça que se faça impenetrável aos dardos do destino e costuma falhar quando a fonte do sofrimento é o próprio corpo.[10]

Se se tem nesse procedimento o nítido propósito de se fazer independente do mundo exterior, uma vez que suas satisfações são buscadas em processos internos, psíquicos, esses mesmos traços adquirem realce maior no que seguirá adiante. Aqui o nexo com a realidade se afrouxa ainda mais, a satisfação é obtida com ilusões reconhecidas como tais, mas sem que essa sua divergência com a realidade venha a perturbar o gozo. O âmbito do qual derivam essas ilusões é a vida de fantasia; em seu tempo, quando ela se consumou como o desenvolvimento do sentido de realidade, fez-se expressamente subtraída das exigências do exame de realidade e manteve-se destinada à satisfação de desejos de difícil realização. No topo dessas condições de fantasia encontra-se o gozo nas

---

10. Quando não há uma disposição especial a imperiosamente prescrever orientação aos interesses vitais, o trabalho profissional comum, acessível a quem quer que seja, pode ocupar a posição que lhe foi indicada pelo sábio conselho de Voltaire. Não é possível apreciar de modo satisfatório o significado do trabalho para a economia libidinal no contexto de um panorama sucinto. Nenhuma outra técnica de condução da vida vem vincular o indivíduo tão firmemente à realidade quanto a ênfase no trabalho, que no mínimo lhe insere de forma segura numa parcela da realidade, na comunidade humana. A possibilidade de deslocar grande quantidade de componentes libidinosos, narcisistas, agressivos e mesmo eróticos para a atividade profissional, e para as relações humanas que lhe vêm atreladas, empresta-lhe um valor que não fica atrás de sua indispensabilidade para afirmar e justificar sua existência em sociedade. A atividade profissional proporciona uma satisfação especial quando é escolhida livremente, ou seja, quando permite tornar utilizáveis inclinações existentes, moções pulsionais conduzidas de modo contínuo ou constitucionalmente reforçadas. Não obstante, o trabalho como caminho para a felicidade das pessoas é pouco apreciado. Ele não é exortado como o são as outras possibilidades de satisfação. A grande maioria das pessoas trabalha apenas porque é premida pela necessidade, e dessa sua repulsa natural ao trabalho derivam os mais graves problemas sociais.

obras de arte, acessível, pela mediação do artista, mesmo aos que não são criadores.[11] Quem é sensível à influência da arte não encontra palavras para devidamente louvá-la como fonte de prazer e consolo para a vida. E, no entanto, a narcose suave para a qual a arte nos desloca pode nos produzir mais do que uma subtração passageira das aflições da vida, e não é forte o suficiente para fazer esquecer uma miséria real.

De modo mais enérgico e fundamental se dá outro procedimento, no qual o único inimigo é enxergado na realidade, que é a fonte de todo o sofrimento, com que não se pode conviver, razão pela qual deve-se romper todas as relações com ela, se se quiser em algum sentido ser feliz. O eremita dá as costas a este mundo, com ele não quer ter de criar nada. Mas pode-se fazer mais, pode-se querer mais, pode-se recriá-lo, construir seu lugar num outro mundo, no qual seus traços mais insuportáveis sejam eliminados e substituídos por outros, no sentido de seu próprio desejo. Quem toma essa via para a felicidade com desesperada revolta, via de regra, nada consegue; a realidade lhe é por demais pesada. Ele se converte num delirante, que para a execução de seu delírio quase jamais encontra alguém para ajudá-lo. Mas nisso se vai afirmar que cada um de nós em algum ponto se comporta de modo semelhante ao do paranoico a corrigir algum aspecto insuportável do mundo mediante uma formação de desejo e a introduzir esse delírio na realidade (*Realität*). Um significado particular demanda o caso pelo qual um número maior de seres humanos empreende a tentativa comum de criar um seguro de felicidade e de proteção contra o sofrimento mediante uma transformação delirante da efetividade (*Wirklichckeit*). Somos levados a caracterizar como tais delírios de massa também as religiões da humanidade. Quem compartilha o delírio naturalmente nunca o reconhece como tal.

Não acredito que seja exaustiva essa enumeração de métodos mediante os quais os seres humanos se esforçam para obter felicidade e manter afastado o sofrimento. Um desses métodos ainda não mencionei, não por ter me esquecido, mas porque dele nos ocuparemos em outro contexto. Como se também fosse possível esquecer precisamente dessa técnica da arte de viver! Ela se distingue pela mais notável reunião de traços característicos.

---

11. Cf. "Formulações acerca dos princípios dos processos psíquicos" (1911) e *Conferências de introdução à psicanálise* (1916-1917).

Por certo que também aspira à independência em relação ao destino — é o melhor nome que podemos lhe dar — e, com tal intenção, situa a satisfação em processos anímicos internos, para tanto se servindo da já mencionada deslocabilidade da libido, ainda que não se afaste do mundo exterior, e sim, pelo contrário, se aferre a seus objetos e obtenha a felicidade com base num vínculo de sentimento com eles. Com isso, tampouco ela se satisfaz com a meta como que cansada e resignada de evitar o desprazer, mas sim lhe passa ao largo e se aferra à aspiração original, passional, de realização positiva da felicidade. Talvez se aproxime dessa meta de modo mais efetivo do que com qualquer outro método. Refiro-me, por certo, àquela orientação da vida, que situa o amor no centro, que espera toda a satisfação da condição de amar e ser amado. Essa atitude psíquica é bem natural a todos nós; uma das formas fenomênicas do amor, que é o amor sexual, proporciona-nos a mais intensa experiência de uma sensação de prazer, que nos é avassaladora, e assim nos confere o arquétipo para nossa aspiração à felicidade. Nada mais natural do que nos obstinarmos em buscar a felicidade pelo mesmo caminho que uma vez trilhamos. O lado fraco dessa técnica de vida mostra-se claro como o dia; não fosse por ele, também a nenhum ser humano teria ocorrido deixar esse caminho para a felicidade em favor de um outro. Jamais estamos mais protegidos contra o sofrimento do que quando amamos, jamais estamos tão desesperadamente infelizes do que quando perdemos o objeto amado ou o seu amor. Contudo, isso não esgota a técnica de vida calcada no valor da felicidade do amor, e há ainda muito a se dizer a respeito.

Aqui se pode acrescentar o caso interessante pelo qual a felicidade humana deve ser buscada, sobretudo, no desfrute da beleza, onde quer que ela se mostre a nossos sentidos e a nosso juízo, a beleza das formas e gestos humanos, de objetos da natureza e de paisagens, de criações artísticas e mesmo científicas. Essa atitude estética para com a meta de vida oferece escassa proteção contra a ameaça do sofrimento, embora possa compensar uma série de coisas. O gozo na beleza apresenta um caráter peculiar, de suave sensação embriagadora. A beleza não tem uma utilidade evidente por si só, tampouco é possível fazer um juízo sobre sua necessidade cultural, e não obstante a cultura não poderia dela prescindir. A ciência da estética investiga as condições sob as quais a beleza é percebida; sobre a natureza e a origem da beleza ela não pode trazer esclarecimento algum;

como de hábito, a ausência de resultado se faz ocultar por um dispêndio de palavras altissonantes e pobres de conteúdo. Infelizmente, mesmo a psicanálise muito pouco sabe dizer sobre a beleza. Só mesmo a derivação do âmbito da sensação sexual parece assegurada; seria um exemplo arquetípico de uma moção de meta inibida. A "beleza" e o "estímulo" são propriedades originais do objeto sexual. Digno de nota se tem que os próprios genitais, cuja visão atua sempre como estimulante, quase nunca são avaliados como belos, e em compensação o caráter da beleza parece mesmo aderir a certas características secundárias.

Apesar dessa não exaustividade, atrevo-me já a expor algumas observações a título de encerramento de nossa investigação. O programa que nos impõe o princípio do prazer, o de ser felizes, é irrealizável; no entanto, não se deve — não, não se pode — renunciar aos esforços para de algum modo se aproximar de sua realização. Para isso podem-se tomar caminhos bastante diferentes, e antepor ou o conteúdo positivo da meta, que é o ganho de prazer, ou o negativo, que é evitar o prazer. Por nenhum desses caminhos podemos alcançar tudo pelo que ansiamos. Reconhecer a felicidade possível nesse sentido moderado é um problema da economia libidinal do indivíduo. Aqui não se tem nenhum conselho que possa servir para todos; cada qual tem de ensaiar por si mesmo a maneira pela qual pode se fazer venturoso. Os mais diversos fatores vão se fazer valer a fim de indicar o caminho de sua escolha. O que interessa é quanta satisfação real ele pode esperar do mundo exterior e até que ponto se é levado a dele se tornar independente; por fim, também, com quanta força ele pode contar para modificar seus desejos. Já a esse respeito, para além das relações externas, a constituição psíquica do indivíduo passará a ser decisiva. Aquele que for predominantemente erótico dará precedência aos vínculos de sentimentos com outras pessoas, e já o que tende à autossuficiência narcísica buscará as satisfações substanciais em seus processos anímicos internos; o homem de ação não se aparta do mundo exterior, no qual pode pôr à prova as suas forças. Para os tipos intermediários entre esses tipos, a índole de seus talentos e a medida da sublimação de impulsos de que forem capazes serão determinantes para deslocar seus interesses. Toda decisão extrema será punida, uma vez que o indivíduo será exposto aos perigos inerentes à insuficiência da técnica de vida escolhida com exclusividade. Assim como o comerciante precavido evita investir todo o seu capital num único lugar, poder-se-ia dizer que a sabedoria de vida aconselha não esperar toda a satisfação de uma única aspiração. O êxito jamais é seguro, ele depende da coincidência de muitos fatores, e talvez de nenhum outro mais do que da capacidade da constituição psíquica em adequar sua função ao meio circundante e dele se aproveitar para o ganho de prazer. Quem traz consigo uma constituição pulsional particularmente desfavorável, sem passar regularmente pela transformação e reordenamento de seus componentes libidinais, encontrará dificuldades para obter felicidade de sua situação exterior, sobretudo se estiver diante de tarefas difíceis. Como última técnica de vida, que ao menos lhe promete satisfações substitutivas, refúgio se lhe oferece na doença neurótica, e esse refúgio se consuma o mais das vezes já na juventude. Quem então num período posterior da vida vê terem sido vãos seus esforços pela felicidade, este ainda encontra consolo na obtenção de prazer pela intoxicação crônica ou empreenderá a tentativa desesperada de rebelião que é a psicose.[12]

A religião compromete esse jogo de escolha e adaptação, uma vez que impõe a todos, da mesma forma, o seu caminho para a obtenção da felicidade e da proteção contra o sofrimento. Sua técnica consiste em depreciar o valor da vida e desfigurar o mundo real de modo delirante, e isso pressupõe a intimidação da inteligência. A esse preço, mediante a fixação forçada num infantilismo psíquico e a inserção num delírio coletivo, a religião consegue poupar muitas pessoas de uma neurose individual. Mas dificilmente chega a algo mais do que isso; como dissemos, há muitos caminhos que podem conduzir à felicidade, tal como alcançável pelo homem, porém nenhum passível de conduzir com segurança até ela. Também a religião pode não manter suas promessas. Quando o crente finalmente se vê forçado a falar dos "imperscrutáveis desígnios" de Deus, não o faz sem confessar que não lhe restou outra possibilidade de consolo ou fonte de prazer no sofrimento que não a submissão incondicional. E se a tal ele se mostra disposto, bem provavelmente poderia ter se poupado do rodeio.

---

12. Sou levado a indicar pelo menos uma das lacunas que ficaram da exposição anterior. Uma consideração sobre as possibilidades de felicidade do ser humano não deveria deixar de levar em conta a relação relativa do narcisismo com a libido objetal. Anseia-se por saber o que significa para a economia libidinal ela se fazer dependente essencialmente de si mesma.

III

Até agora, nossa investigação sobre a felicidade não muito nos ensinou além do que era de conhecimento geral. Ainda que a levemos adiante, a pergunta sobre por que é tão difícil para os seres humanos se tornarem felizes, a perspectiva de vivenciar algo novo não nos parece muito mais alentadora. Já demos a resposta quando indicamos as três fontes das quais provém nosso sofrimento: a potência superior da natureza sobre nós, a fragilidade de nosso próprio corpo e a insuficiência das disposições que regulam os vínculos recíprocos entre os seres humanos na família, no Estado e na sociedade. Com relação às duas primeiras, nosso juízo não pode oscilar por muito tempo; vemo-nos coagidos a reconhecer essas fontes de sofrimento e a nos resignarmos com o seu caráter inevitável. Jamais dominaremos completamente a natureza, nosso organismo, ele mesmo parte dela, será sempre uma forma perecedora, limitada em sua adaptação e em seu rendimento. Porém esse conhecimento não tem um efeito paralisante; ao contrário, ele indica a direção à nossa atividade. Não podemos suprimir todo o padecimento, mas grande parte dele, e mitigar a outra parte, do que somos convencidos por uma experiência milenar. De modo já diferente nos comportamos em relação à terceira fonte de sofrimento, a social. Esta de modo algum queremos admiti-la, não conseguimos compreender por que as disposições que nós mesmos criamos não deveriam antes nos proteger e ser um benefício a todos. Na verdade, quando consideramos o quanto fomos malsucedidos precisamente na proteção contra essa parcela de sofrimento, cresce a suspeita de que também aqui poderia se ocultar um tanto de natureza invencível, desta vez sendo nossa própria constituição psíquica.

Estando em vias de nos ocupar dessa possibilidade, deparamos com uma afirmação que é espantosa a ponto de nela querermos nos deter um pouco. Segundo tal afirmação, grande parte da culpa por nossa miséria é de nossa chamada cultura; seríamos mais felizes se renunciássemos a ela e voltássemos a nos encontrar em condições primitivas.

Digo que a afirmação é assombrosa porque, como quer que se possa definir o conceito de cultura, é indubitável que tudo o que buscamos para nos proteger da ameaça que vem das fontes do sofrimento é bem da alçada da cultura.

Por qual caminho foi que tantas pessoas chegaram a esse ponto de vista de surpreendente hostilidade à cultura? Creio que um descontentamento profundo e persistente com tal estado da cultura preparou o terreno em que, sob determinadas circunstâncias históricas, veio se alçar um juízo condenatório. Creio poder reconhecer a última e a antepenúltima dessas circunstâncias; não sou versado o bastante para seguir seu encadeamento na história do gênero humano até o ponto que seria suficiente. Já no triunfo do cristianismo sobre as religiões pagãs, deve ter tido parte o referido fator de hostilidade à cultura. Isso é sugerido pela desvalorização da vida terrena, consumada pela doutrina cristã. A antepenúltima das referidas circunstâncias deu-se uma vez que, ao que progrediam as viagens de descobrimentos, entrava-se em contato com povos e etnias primitivas. Por uma observação insuficiente e pela compreensão equivocada de seus usos e costumes, os europeus julgaram que eles levavam uma vida simples, de poucas necessidades, feliz, vida essa inalcançável para os visitantes culturalmente superiores. A experiência posterior veio corrigir uma série de juízos desse tipo; em muitos casos uma medida de facilitação da vida, que na verdade se devia à generosidade da natureza e à comodidade na satisfação das grandes necessidades, era erroneamente atribuída à ausência de complexas exigências culturais. Quanto à última ocasião, ela nos é particularmente familiar; sobreveio quando se compreendeu o mecanismo das neuroses, que ameaçavam enterrar o pouco de felicidade de que dispunha o homem culto. Descobriu-se que o homem se torna neurótico quando não consegue suportar a medida de frustração que a sociedade lhe impõe a serviço de seus ideais culturais, e disso se concluiu que suprimir ou reduzir em alta medida essas exigências significaria um retorno a possibilidades de felicidade.

A isso ainda vem se somar um fator de desilusão. Ao longo das últimas gerações os homens fizeram progressos extraordinários nas ciências da natureza e em seu emprego técnico, consolidando seu domínio sobre a natureza de um modo até então inimaginável. Os detalhes desses progressos são conhecidos de todos, não carece enumerá-los. Os homens se mostram orgulhosos desses feitos e têm direito a isso. Mas eles acreditam ter notado que essa recém-conquistada disposição sobre espaço e tempo, essa submissão das forças da natureza, a satisfação de um anseio de milhares de anos, a medida de satisfação do prazer que esperam da vida, eles sentem que tudo isso não os fez mais felizes. Mas dessa comprovação deveria se inferir que o poder sobre a natureza não seria a única condição da felicidade humana, como tampouco é a meta única das aspirações culturais, e disso não se deve deduzir a conclusão de uma nulidade dos progressos técnicos para nossa economia de felicidade. A isso se poderia objetar se não seria um ganho positivo de prazer, um indiscutível crescimento no sentimento de felicidade, poder ouvir, quantas vezes eu quiser, a voz do filho que vive a centenas de quilômetros de mim, se logo depois ao desembarque de um amigo posso ficar sabendo que uma longa e cansativa viagem se deu sem contratempos? Não significa nada a medicina ter conseguido diminuir a mortalidade de recém-nascidos e ter reduzido em grande medida o risco de infecção das parturientes, a ponto de se ter prolongado consideravelmente a vida média do homem civilizado? E poderíamos ainda acrescentar toda uma série de tais benefícios, que devemos à tão vilipendiada época de progressos científicos e técnicos — mas neste ponto se faz ouvir a voz da crítica pessimista a advertir que a maioria dessas satisfações seguiu o padrão do "contentamento barato", elogiado em certa anedota: esse gozo é obtido quando, numa fria noite de inverno, estende-se uma perna desnuda para fora das cobertas e depois se a recolhe. Se não houvesse ferrovias a vencer distâncias, o filho jamais deixaria a cidade paterna e não faria falta um telefone para ouvir sua voz. Se não se tivessem organizado viagens oceânicas, meu amigo não teria empreendido a viagem por mar e eu não precisaria do telégrafo para aplacar minha preocupação com ele. E de que adianta ter reduzido a mortalidade infantil se justamente isso nos obriga à máxima contenção na produção de filhos, de modo que, tudo somado, não criamos mais filhos do que nas épocas que antecederam o império da higiene, mas com isso deixamos nossa vida sexual no casamento em condições difíceis, provavelmente tendo contrariado a benéfica seleção natural? E, por fim, de que nos vale uma vida longa se ela é penosa, pobre em alegrias e tão sofrida que a morte só podemos saudar, como redentora?

O que parece certo é que não nos sentimos bem em nossa cultura dos dias de hoje, e não obstante é muito difícil formar-se um juízo sobre se e em que medida os homens de épocas anteriores se sentiram mais felizes e se suas condições culturais tiveram aí sua participação. Sempre nos inclinaremos a apreender a miséria de modo objetivo, isto é, a nos transpormos, com nossas exigências e nossa sensibilidade, para aquelas condições, a fim de examinar quais circunstâncias ali encontramos para sentimentos de felicidade e infelicidade. Esse tipo de abordagem, que parece objetivo por prescindir das variações da sensibilidade subjetiva, é na verdade o mais subjetivo possível, uma vez que substitui todas as constituições anímicas subjetivas pela sua própria. Mas a felicidade é algo de todo subjetivo. Podemos recuar horrorizados ante certas situações, como a do escravo das galés na Antiguidade, a do camponês na Guerra dos Trinta Anos, a das vítimas da Santa Inquisição, do judeu à espera do *pogrom*, e não obstante nos é impossível nos colocarmos no lugar dessas pessoas, perceber as alterações, o torpor originário, a progressiva insensibilização, o abandono das expectativas que levaram a modos mais grosseiros e mais sutis de narcose na suscetibilidade às sensações de prazer e desprazer. Em casos de sofrimento extremo, por outro lado, também determinados dispositivos anímicos de proteção entram em atividade. Parece-me infecundo prosseguir com esse aspecto do problema.

É tempo de nos preocuparmos com a essência dessa cultura, cujo valor de felicidade é posto em dúvida. Não vamos exigir nenhuma fórmula que expresse essa essência em poucas palavras, ainda antes que nossa investigação nos tiver ensinado algo. Basta-nos, pois, repetir que a palavra "cultura" designa a inteira soma de realizações e normas que distanciem nossa vida da de nossos antepassados animais, nisso servindo a dois propósitos: a proteção do homem contra a natureza e a regulação dos vínculos recíprocos entre os homens. A fim de se compreender melhor, passaremos a buscar individualmente os traços da cultura tal como se mostram nas comunidades humanas. Para isso nos deixaremos guiar, sem hesitações, por seu uso linguístico, ou, como também se diz, pela sensibilidade linguística, confiando que faremos justiça a conhecimentos interiores que ainda resistem à expressão em palavras abstratas.

O início é fácil: reconhecemos como culturais todas as atividades e valores que servem aos homens, à medida que colocam a terra a seu serviço, protegem-no da violência das forças naturais etc. Sobre esse aspecto do cultural há pouquíssimas dúvidas. Para remontar um tanto no tempo, os primeiros fatos culturais foram o uso de instrumentos, a domesticação do fogo, a construção de moradias. Entre eles, a domesticação do fogo sobressai como uma realização extraordinária, sem precedentes; com outros feitos, o homem tomou caminhos que desde então se pôs a seguir, e para eles é fácil adivinhar o estímulo. Com todos os seus instrumentos o homem corrige seus órgãos — os motores, como os sensórios — ou remove os limites à sua operação. Os motores põem à disposição forças enormes, que ele pode enviar na direção que desejar, tal qual seus músculos; o navio e o avião fazem com que nem água nem ar sejam obstáculos a seu movimento para adiante. Com os óculos ele corrige os defeitos das lentes em seus olhos, com o binóculo contempla horizontes distantes e com o microscópio ultrapassa as fronteiras da visibilidade, que lhe são delimitadas pela constituição de sua retina. Na câmera fotográfica ele criou um instrumento para reter impressões visuais fugidias, o que o disco do gramofone produz com as igualmente passageiras impressões sonoras, ambos, no fundo, materializações da faculdade de recordar, de sua memória. Com a ajuda do telefone, consegue ouvir de distâncias que mesmo os contos de fada respeitariam como inalcançáveis; a escrita é originariamente a linguagem do ausente; a moradia, um substituto para o seio materno, a primeira habitação, provavelmente sempre ansiada, na qual se estava seguro e se sentia tão bem.

Não apenas parece um conto de fadas; é precisamente a satisfação de todos — não, da maior parte — dos desejos de contos de fadas o que o homem produziu por meio de sua ciência e técnica sobre esta terra, onde surgiu primeiramente como um animal fraco e onde cada indivíduo de sua espécie tem de novamente ingressar como um lactente desamparado — *oh inch of nature!* Ele pode reclamar todo esse patrimônio como aquisição cultural. Desde tempos imemoriais se formara uma representação ideal da onipotência e da onisciência que ele fez encarnar em seus deuses. A eles atribuiu tudo o que era inexequível — ou que era proibido — a seus desejos. Pode-se então dizer que esses deuses eram ideais da cultura. Pois agora de tal maneira ele se aproximou da realização desse ideal que ele próprio se tornou um deus. Isso, contudo, apenas uma vez que, segundo o juízo universal dos homens, tais ideais podem ser alcançados. Não de todo: em certos pontos, de modo algum, em outros, apenas em certa medida. O homem se converteu numa espécie de Deus prótese, bastante grandioso quando se investe de todos os seus órgãos auxiliares; porém estes não se soldaram a ele e eventualmente ainda lhe dão muito trabalho. Por certo que ele tem o direito a se consolar, uma vez que esse desenvolvimento não se encerrou no ano de 1930. Épocas futuras trarão consigo grandes progressos, provavelmente inimagináveis, nesse âmbito da cultura, e só lhe farão aumentar ainda mais a semelhança com Deus. No interesse de nossa investigação, não devemos esquecer que o ser humano de hoje não se sente feliz em sua semelhança com Deus.

Reconhecemos então as alturas da cultura de um país quando vemos que nele é cultivado e conservado, com vistas a fins, tudo o que pode ser posto a serviço da exploração da terra pelos homens e de sua proteção diante das forças naturais, em suma: tudo o que lhe é útil. Em um país assim são regulados os cursos dos rios que os ameaçam com transbordamentos, e a água é conduzida por canais para onde há carência dela. O solo terrestre é cuidadosamente trabalhado e coberto com as plantas que lhe são apropriadas; os tesouros minerais são diligentemente extraídos das profundezas e processados para a sua conversão nos instrumentos e utensílios de que necessita. Os meios de transporte são abundantes, rápidos e confiáveis, os animais selvagens e perigosos são exterminados, e a criação de animais domésticos faz-se florescente. Mas eis que temos ainda outras exigências a fazer à cultura e esperamos encontrá-las realizadas de maneira excelente nos mesmos países. Como se quiséssemos desmentir a exigência que fizemos em primeiro lugar, como cultural saudaremos também o cuidado que os homens dirigem a coisas que de modo algum são úteis, parecendo mesmo inúteis, por exemplo, quando numa cidade os espaços verdes, tão necessários para parques infantis e reservatórios de ar fresco, têm também canteiros de flores, ou quando as janelas das casas são adornadas com vasos de flores. Nós logo percebemos que a inutilidade cuja estima esperamos da parte da cultura é a beleza; exigimos que o homem culto venere a beleza sempre que a encontre na natureza, e que a produza nos objetos sempre que o conseguir com o trabalho de suas mãos. Com isso, porém, ainda estamos muito longe de esgotar nossas exigências à cultura. Exigimos ainda que se considerem os sinais da limpeza e da ordem. Não fazemos uma ideia elevada da cultura de uma cidade rural inglesa da época de Shakespeare quando lemos que diante da porta de sua casa paterna, em Stratford, havia um elevado monte de estrume; nós nos indignamos e ralhamos dizendo "bárbaro", que é o oposto do aculturado, quando no caminho para os Bosques de Viena encontramos papéis ali lançados ao acaso. A sujidade de qualquer tipo nos parece inconciliável com a cultura; a mesma exigência de limpeza estendemo-la ao corpo humano, e é com espanto que ouvimos sobre o mau cheiro que vinha da pessoa do Rei Sol, e balançamos a cabeça quando nos mostram a bacia minúscula que Napoleão usava para seu asseio matinal. Sim, não nos surpreende que alguém coloque o uso do sabão como franco mensurador de cultura. De modo semelhante se tem com a ordem, que, tal como a limpeza, encontra-se de todo relacionada com a obra humana. Contudo, se não temos o direito de esperar limpeza na natureza, o aspecto da ordem, não obstante, foi algo que se aprendeu com ela; a observação das grandes regularidades astronômicas proporcionou ao homem não apenas o modelo, mas também os primeiros pontos de apoio para a introdução da ordem em sua vida. A ordem é uma espécie de compulsão à repetição que, uma vez estabelecida, vem decidir quando, como e onde algo deve ser feito, com isso poupando hesitação e oscilação diante de todos os casos idênticos. Os benefícios da ordem são algo de inteiramente inegável, eles possibilitam o melhor aproveitamento do espaço e do tempo, e também preservam nossas forças psíquicas. Seria de direito esperar que ela se impusesse desde o início e espontaneamente no fazer humano, podendo bem causar espanto que tal não tenha sido o caso e que em vez disso o homem revele um pendor natural para o descuido, para a falta de regularidade e de pontualidade no trabalho, devendo com muito esforço ser educado para imitar os modelos celestes.

Beleza, limpeza e ordem notoriamente ocupam posição especial entre as exigências culturais. Ninguém afirmará que possuem a mesma importância vital que o domínio das forças naturais e outros fatores que ainda havemos de considerar, e, no entanto, ninguém vai relegá-las à condição de elementos acessórios. Que a cultura não é concebida tão somente com vistas ao útil, isso nos mostra já o exemplo da beleza, que não queremos que esteja ausente dos interesses da cultura. A utilidade da ordem é inteiramente evidente; quanto à limpeza, temos de considerar que ela é exigida também pela higiene, e bem podemos supor que esse nexo não era de todo desconhecido dos homens mesmo em épocas anteriores à de uma profilaxia científica. Ocorre que a utilidade não explica de todo a aspiração; alguma outra coisa ainda deve estar em jogo.

Mas por nenhum outro traço julgamos caracterizar melhor a cultura do que pela estima e pelo cuidado para com as atividades psíquicas mais elevadas, como a intelectual, a científica e a artística, para com o papel determinante reservado às ideias na vida das pessoas. Entre essas ideias assumem posição preponderante os sistemas religiosos, a cuja intrincada construção procurei lançar luz em outro momento; ao lado deles encontram-se as especulações filosóficas e, por fim, o que se pode chamar de formações do ideal do homem, que são as suas representações de uma possível perfeição da pessoa tomada individualmente, do povo, da inteira humanidade e das exigências erigidas com base em tais representações. Que essas criações não sejam independentes entre si, e sim muito mais intimamente entretecidas, isso dificulta tanto a sua exposição quanto a sua derivação psíquica. Se com a máxima generalidade supomos que o moto de todas as atividades humanas seja a aspiração a ambas as metas confluentes, da utilidade e obtenção de prazer, o mesmo deve valer para as manifestações culturais aqui referidas, ainda que isso só se deixe facilmente perceber para o caso da atividade científica e artística. Mas não se pode duvidar de que também as outras manifestações venham corresponder a intensas necessidades dos seres humanos, das quais é possível que apenas uma pequena parte tenha se desenvolvido. Tampouco devemos nos deixar extraviar por juízos de valor acerca de alguns desses sistemas religiosos e filosóficos, ou desses ideais; quer neles se busque a suprema realização do espírito humano, quer se os lamente como erros, é preciso reconhecer que sua existência, sobretudo a sua supremacia, significa um elevado nível da cultura.

O último traço característico de uma cultura a se levar em conta, por certo que não o menos importante, versa sobre o modo como são regradas as relações dos seres humanos entre si, relações sociais que dizem respeito ao homem como vizinho, como assistente, como objeto sexual de outro, como membro de uma família ou de um Estado. Aqui é particularmente difícil se livrar de determinadas exigências ideais e apreender o que é nelas propriamente cultural. Talvez possamos começar pelo esclarecimento de que o elemento cultural pode ser a primeira tentativa de regulamentar essas relações sociais. Na ausência desse intento, tais relações estariam submetidas ao arbítrio dos indivíduos, isto é, a maior força física se faria decisiva no sentido de seus interesses e moções pulsionais. A esse respeito, não mudaria nada se esse indivíduo mais forte deparasse com outro ainda mais forte. A convivência humana só se torna possível se se reúne uma maioria que é mais forte do que qualquer indivíduo contra todo e qualquer indivíduo. O poder dessa comunidade então se contrapõe como "direito" ao poder do indivíduo, que se faz condenado como "violência bruta". Essa substituição do poder do indivíduo pelo da comunidade é o passo cultural decisivo. Sua essência consiste em os membros da comunidade se limitarem em suas possibilidades de satisfação, enquanto o indivíduo não conhecia tal limitação. A exigência cultural seguinte, portanto, é a de justiça, ou seja, a garantia de que a ordem jurídica uma vez dada não tornará a ser quebrada em favor de um indivíduo. Isso não decide acerca do valor ético de um tal direito. A partir daí, o desenvolvimento cultural subsequente parece tender para que esse direito deixe de ser expressão de uma pequena comunidade — casta, estrato da população, etnia —, que, em relação a outras massas, talvez mais amplas, torne a se comportar como um indivíduo violento. O resultado final deve ser um direito ao qual todos — ao menos todos os capazes de tomar parte da comunidade — tenham contribuído por meio do sacrifício de suas pulsões, sem que se permita a ninguém — de novo com a mesma exceção — fazer-se vítima da violência bruta.

A liberdade individual não é um bem cultural. Ela foi máxima antes de toda cultura, mas é bem verdade que naqueles tempos o mais das vezes ela carecia de valor, já que o indivíduo dificilmente estava em condições de preservá-la. Por meio do desenvolvimento cultural ele experimenta limitações, e a justiça exige que nenhuma dessas limitações lhe seja poupada. O que se agita numa comunidade humana ao modo de um espírito libertário pode ser a rebelião contra uma injustiça vigente, e nesse caso virá a favorecer um desenvolvimento posterior da cultura, mantendo-se com ela compatível. Mas pode advir também de um resto da personalidade originária, não domado pela cultura, e tornar-se o fundamento da hostilidade a essa cultura. O esforço libertário dirige-se então a determinadas formas e exigências da cultura ou contra a cultura de modo geral. Não parece que, por algum tipo de influência, seja possível levar o homem a transformar sua natureza na de um cupim: ele sempre defenderá a sua demanda por liberdade individual contra a vontade da massa. Boa parte da luta da humanidade está concentrada em torno de uma tarefa que é a de encontrar um equilíbrio feliz entre essas exigências individuais e as culturais, da massa, e um dos problemas quanto ao destino da humanidade está em saber se esse equilíbrio pode ser alcançado mediante determinada conformação cultural ou se o conflito é irreconciliável.

Ao deixarmos que o senso comum nos dissesse quais traços na vida dos seres humanos podem ser chamados de culturais, obtivemos uma impressão nítida do panorama da cultura, ainda que por ora nada tenhamos aprendido que não fosse de conhecimento geral. Mas com isso nos guardamos de aceder ao preconceito de que cultura equivaleria a aperfeiçoamento, de que seria o caminho para a perfeição assim pré-fixado pelo homem. Mas agora se nos impõe uma concepção das coisas que talvez nos leve a outra parte. O desenvolvimento cultural parece-nos um processo peculiar, a envolver toda a humanidade, e nesse processo muitas coisas nos parecem familiares. Podemos caracterizar tal processo mediante as modificações que ele realiza nas conhecidas disposições humanas cuja satisfação certamente é a tarefa econômica de nossa vida. Algumas dessas pulsões são consumidas de modo tal que em seu lugar surge algo que, quando se trata do indivíduo, descrevemos como propriedade característica. O exemplo mais notável desse processo encontramos no erotismo anal dos seres humanos jovens. No curso do crescimento, seu interesse original pela função excretora, por seus órgãos e produtos, converte-se no grupo de propriedades que nos são conhecidas como parcimônia, no sentido da ordem e limpeza, e essas propriedades, valiosas e bem-vindas por si só, podem se intensificar até atingir um predomínio considerável e resultar no que se chama de erotismo anal. Como isso se dá é algo que não sabemos, mas não há dúvida de que essa concepção é correta.[13] Mas agora descobrimos que a ordem e a limpeza são exigências essenciais da cultura, ainda que sua necessidade

---

13. Ver "Caráter e erotismo anal" (1908) e numerosas outras contribuições de Ernest Jones.

vital não seja propriamente evidente, como tampouco o é sua aptidão como fontes de gozo. A esta altura se nos deveria impor, pela primeira vez, a semelhança do processo cultural com o desenvolvimento da libido do indivíduo. Outras pulsões são induzidas a deslocar as condições de sua satisfação, a transferi-las para outras vias, e isso na maior parte dos casos coincide com uma bem conhecida *sublimação* (das metas das pulsões), enquanto em outros casos pode separar-se dela. A sublimação dos impulsos é um traço especialmente destacado do desenvolvimento cultural; ela possibilita que atividades psíquicas superiores — científicas, artísticas, ideológicas — desempenhem um papel significativo na vida cultural. Se alguém cede à primeira impressão, fica-se tentado a dizer que a sublimação seria, de modo geral, um destino das pulsões forçosamente imposto pela cultura. Mas faz-se melhor ao se meditar um tanto mais. Por último e em terceiro lugar, e isto parece o mais importante, não se pode deixar de considerar em que medida a cultura se edifica sobre a renúncia do pulsional, a alta medida em que pressupõe precisamente a sua não satisfação (por sufocação, repressão ou que outra coisa?) de pulsões poderosas. Essa "renúncia cultural" governa o imenso âmbito das relações sociais entre as pessoas; sabemos já ser essa a causa da hostilidade contra a qual todas as culturas têm de lutar. Ela fará sérias exigências também a nossos trabalhos científicos, e com relação a isso há muito que se esclarecer aqui. Não é fácil entender como se faz possível privar uma pulsão de satisfazer-se. De modo nenhum é algo que deixa de ter seus riscos; quando não se é economicamente compensado, é o caso de se preparar para sérios distúrbios.

Se quisermos, porém, saber qual valor nossa concepção de desenvolvimento cultural pode reivindicar como processo particular comparável à maturação normal do indivíduo, é evidente que teremos de abordar outro problema, qual seja, o de nos perguntarmos sobre as influências que estariam na origem do desenvolvimento cultural, seu modo de surgimento e de que modo seu curso se fez determinado.

IV

Esta tarefa parece desmedida, e devemos ter o direito de confessar nosso desânimo. Eis aqui o pouco que pude conjecturar. Depois que o homem primordial descobriu que — estendendo-o literalmente — estava em suas mãos melhorar sua sorte sobre a terra por meio do trabalho, não conseguiu se fazer indiferente ao fato de outro trabalhar com ele ou contra ele. O outro adquiriu para ele o valor de colaborador, com quem era útil viver. Antes ainda, em sua pré-história simiesca, adquiriu o hábito de formar famílias; é provável que os membros da família tenham sido os seus primeiros ajudantes. Pode-se conjecturar que a própria fundação da família esteve ligada à necessidade de satisfação genital já não como um hóspede, que de repente aparece e de quem não mais se ouve após sua partida, e, sim, instalou-se como inquilino permanente. Com isso o macho teve um motivo para manter consigo a mulher, ou, de modo mais geral, os objetos sexuais; as fêmeas, que não queriam se separar de seus filhotes desamparados, de sua parte também tinham interesse em permanecer com um macho mais forte.[14] Nessa família primitiva ainda deixamos de fora um traço essencial da cultura; o

---

14. A periodicidade orgânica do intercurso sexual efetivamente se manteve, mas sua influência sobre a estimulação sexual psíquica se inverteu. Essa mudança muito provavelmente encontra-se relacionada à retração dos estímulos olfativos pelos quais o processo menstrual atuava sobre a psique masculina. O seu papel foi assumido pelos estímulos visuais, que, contrariamente aos olfativos intermitentes, conseguiam manter um efeito permanente. O tabu da menstruação provém dessa "repressão orgânica" como defesa ante uma fase superada de desenvolvimento; todas as outras motivações são provavelmente de natureza secundária. (Cf. C. D. Daly, *Hindumythologie und Kastrationskomplex*, Imago XIII, 1927.) Esse processo se repete em outro nível, quando os deuses de um período cultural ultrapassado se convertem em demônios. A retração dos estímulos olfativos parece mesmo ser consequência do afastamento do homem em relação à terra, da adoção de uma postura ereta, que torna os genitais visíveis e impõe necessidades de proteção e suscita a vergonha. No início do fatídico processo cultural viria a se situar a postura ereta do ser humano. O encadeamento se inicia aqui, passa pela desvalorização dos estímulos olfativos e pelo isolamento nos períodos menstruais, e daí ao predomínio dos estímulos visuais, à exposição dos genitais, até a continuidade da excitação sexual, à fundação da família, e, com isso, ao limiar da cultura humana. Isso é apenas uma especulação teórica,

arbítrio do chefe e pai era ilimitado. Em *Totem e tabu* procurei mostrar o caminho que conduziu essa família ao grau seguinte de convivência, sob a forma de alianças entre irmãos. Depois de subjugar o pai, os filhos tiveram a experiência de que uma união pode ser mais forte que o indivíduo. A cultura totêmica repousa nas restrições que eles deveriam se impor para que fosse mantido o novo estado. As prescrições do tabu foram o primeiro "direito". A convivência dos seres humanos tinha assim um duplo fundamento: a compulsão ao trabalho, criada pela necessidade exterior, e o poder do amor, já que o homem não queria estar privado do objeto sexual na mulher, enquanto a mulher não queria desprender-se do filho, parte que teria dela se desprendido. Eros e Ananque passaram a ser também os progenitores da cultura humana. O primeiro resultado cultural foi que uma maior quantidade de seres humanos pôde se manter em comunidade. E uma vez que ambos esses grandes poderes conjugaram seus esforços para tal, bem se poderia esperar que o desenvolvimento posterior se consumasse sem sobressaltos para um sempre melhor domínio do mundo exterior e para a maior extensão do número de seres humanos abarcados pela comunidade. Também não é fácil compreender

---

mas suficientemente importante para merecer uma verificação exata junto às condições de vida dos animais próximos ao homem.

Também no anseio cultural por limpeza, que encontra justificação posterior nas considerações higiênicas, mas que se exteriorizava já antes que estas fossem compreendidas. O ímpeto à limpeza corresponde ao esforço por se eliminar excrementos, que se tornaram desagradáveis aos órgãos dos sentidos. Sabemos que entre as crianças pequenas é diferente. Nas crianças os excrementos não suscitam aversão alguma, parecem-lhes valiosos como parte desprendida de seu corpo. A educação vem pressionar aqui de forma especialmente enérgica para que se apresse o eminente curso do desenvolvimento, que deve tornar os excrementos algo sem valor, nojento, repulsivo, algo a se detestar. Tal inversão de valores pouco seria possível se essas substâncias subtraídas do corpo não estivessem condenadas, em razão de seus fortes odores, a compartilhar o destino reservado aos estímulos olfativos depois que o homem se ergueu do solo. O erotismo anal foi então o primeiro a sucumbir à "repressão orgânica", que pavimentou o caminho para a cultura. O fator social, que responde pela transformação posterior do erotismo anal, atesta-se pelo fato de que, não obstante todos os progressos no desenvolvimento, o odor dos próprios excrementos pouco é sentido como repulsivo pelo indivíduo, e sim somente o das excreções dos outros. O desasseado, isto é, o que não oculta os seus excrementos, desse modo ultraja o outro, não mostra consideração para com ele, e o mesmo vem expressar um dos insultos mais fortes e usuais. Também seria incompreensível que o homem usasse o nome de seu amigo mais fiel no mundo animal como insulto se o cão não atraísse o desprezo do homem em razão de duas de suas características: a de ser um animal farejador que não recua diante de excrementos e não se envergonhar de suas funções sexuais.

de que modo essa cultura poderia agir sobre seus participantes de modo outro que não fosse o de torná-los felizes.

Antes de investigarmos de onde vem a perturbação, façamos aqui uma digressão, considerando que reconhecemos o amor como uma das bases da cultura, a fim de preencher uma lacuna deixada numa elucidação anterior. Dizíamos que a experiência do amor sexual (genital) de assegurar ao ser humano as mais fortes vivências de satisfação e de efetivamente lhe proporcionar o modelo de toda a felicidade deveria lhe ter sugerido que continuasse a buscar a felicidade na vida no âmbito das relações sexuais, situando-lhe o erotismo genital no centro da vida. Prosseguimos a afirmar que por essa via a pessoa se torna consideravelmente dependente de uma parte do mundo exterior, precisamente da escolha de objeto amoroso, com isso expondo-se ao máximo ao mais forte sofrimento, caso seja desdenhada ou perca o seu objeto por infidelidade ou morte. A esse respeito, os sábios de todos os tempos desaconselharam esse caminho de vida com a máxima veemência; não obstante, ele não perdeu o poder de atração para um grande número de mortais.

A uma pequena minoria, sua constituição lhe permite encontrar a felicidade mesmo pelo caminho do amor, e, no entanto, para tal amplas modificações anímicas da função do amor são imprescindíveis. Essas pessoas se fazem independentes da aquiescência do objeto ao deslocar o valor principal da condição de serem amadas para a de amar; com isso se protegem dessa perda, uma vez que não dirigem seu amor a objetos singulares, e sim, em igual medida, a todas as pessoas, e com isso evitam as oscilações e decepções do amor genital e convertem a pulsão em uma moção *de meta inibida*. O que dessa forma produzem em si mesmas é um estado de sensação equilibrada, imperturbável, terna, já sem apresentar muita semelhança exterior com a vida amorosa genital, que é variável e atormentada. Quem foi mais longe nesse aproveitamento do amor para o sentimento interior de felicidade foi *São Francisco de Assis*; o que reconhecemos como uma das técnicas de satisfação do princípio do prazer de muitas maneiras se relaciona com a religião, com a qual deve estar ligado nas longínquas regiões em que se deixa de lado a diferenciação entre o eu e os objetos e destes entre si. Uma abordagem ética, cuja motivação mais profunda ainda haveremos de evidenciar, pretende ver nessa disposição para o amor universal ao homem e ao mundo a atitude mais elevada a que pode se alçar c ser humano. A esse respeito, gostaríamos de apresentar desde já nossas duas principais ponderações. Parece-nos que um amor que não elege perde parte de seu próprio valor, pois comete uma injustiça para com o objeto. E mais: nem todos os seres humanos são dignos de amor.

Aquele amor que a família fundou mantém-se ativo na cultura, tanto em sua expressão original, sem renúncia à satisfação sexual direta, como em sua modificação, como ternura de meta inibida. Em ambas as formas prossegue a sua função de ligar um grande número de pessoas umas com as outras, e isso de modo mais intensivo quando responde ao interesse da comunidade de trabalho. O descuido da linguagem com o emprego da palavra "amor" encontra uma justificação genética. "Amor" designa a relação entre homem e mulher, que, com base em suas necessidades genitais, fundou uma família. Mas esse nome também se dá aos sentimentos positivos entre pais e filhos, entre irmãos numa mesma família, ainda que devamos descrever essa relação como de meta inibida, como ternura. Em sua origem, o amor de meta inibida foi plenamente sensual, e continua a sê-lo no inconsciente dos seres humanos. Ambos, o amor plenamente sensual e o de meta inibida, transbordam a família e estabelecem novas ligações com pessoas até então estranhas. O amor genital conduz à formação de novas famílias, o de meta inibida conduz a "fraternidades" culturalmente importantes, porque escapam a muitas das limitações do amor genital, por exemplo, a da exclusividade. Em seu transcurso, porém, a relação do amor com a cultura perde o seu caráter inequívoco. Por um lado, o amor se opõe aos interesses da cultura; por outro, a cultura ameaça o amor com sensíveis limitações.

Essa discórdia parece inevitável; seu fundamento não pode ser discernido de pronto. Ele se manifesta primeiramente como um conflito entre a família e a comunidade mais ampla, a que o indivíduo pertence. Já ficamos sabendo que uma das aspirações principais da cultura é aglomerar os seres humanos em grandes unidades. Mas a família não quer se desprender do indivíduo. Quanto mais intimamente coesos os membros da família, tanto mais e com maior frequência estarão propensos a se isolar dos demais, e mais difícil será ingressar no círculo mais amplo da vida. O modo de convivência filogeneticamente mais antigo, que persiste apenas na infância, defende-se contra substituição posterior pelos modos de convivência cultural de aquisição posterior. Para cada jovem, a substituição da família se torna uma tarefa em cuja solução a sociedade pode apoiá-lo mediante rituais de puberdade e iniciação. Tem-se a impressão de que essas dificuldades estariam relacionadas a todo desenvolvimento psíquico, e mesmo, no fundo, também a todo desenvolvimento orgânico.

Além disso, as mulheres, que, de início, pelas exigências de seu amor, assentaram os fundamentos da cultura, logo vêm se opor a seu curso, passando a exercer influência de retardo e reserva. As mulheres representam os interesses da família e da vida sexual; o trabalho da cultura tornou-se sempre mais um assunto de homens, colocando-lhes tarefas sempre mais pesadas, forçando-os a sublimações pulsionais às quais as mulheres pouco chegaram. Uma vez que o ser humano não dispõe de energia psíquica em quantidades ilimitadas, ele precisa realizar suas tarefas mediante uma divisão apropriada da libido. O que dispende para fins culturais, em boa parte ele o subtrai das mulheres e da vida sexual: a convivência contínua com homens e sua dependência das relações com eles chegam mesmo a afastá-lo das tarefas como marido e pai. Assim, a mulher se vê relegada a segundo plano em razão das exigências da cultura e entra em relação de hostilidade com ela.

Da parte da cultura a tendência à limitação da vida sexual não é menos nítida do que a tendência à ampliação do círculo cultural. Já a primeira fase cultural, que é o totemismo, traz consigo a proibição da escolha de objeto incestuosa, talvez a mutilação mais incisiva que a vida amorosa humana experimentou no curso das eras. Por meio do tabu, da lei e dos costumes produzem-se outras limitações, que dizem respeito tanto aos homens quanto às mulheres. Nem todas as culturas vão igualmente longe no tocante a esse aspecto; a estrutura científica da sociedade influencia também a medida da liberdade sexual remanescente. Sabemos já que nesse ponto a cultura obedece à coação da necessidade econômica, já que tem de subtrair à sexualidade uma grande quantidade de energia psíquica, que ela própria vai tratar de empregar. Com isso, a cultura se comporta para com a sexualidade da mesma forma que um povo ou uma camada da população que submeteu outra à sua exploração. O medo da rebelião dos oprimidos impulsiona a adoção de rigorosas regras preventivas. Nossa cultura ocidental revela um ponto alto de nosso desenvolvimento. Do ponto de vista psicológico, justifica-se inteiramente que ela proíba as manifestações da vida sexual infantil, já que a restrição dos apetites sexuais dos adultos não tem a menor perspectiva de êxito se não se a prepara desde a infância. Mas de modo algum se justifica que a sociedade culta tenha chegado ao ponto, facilmente comprovável, de negar esses fenômenos. A escolha objetal do indivíduo sexualmente maduro se faz circunscrita ao sexo oposto, a maioria das satisfações extragenitais sendo interdita como perversões. A exigência de uma vida sexual uniforme para todos, que se manifesta nessas proibições, desconsidera as desigualdades na constituição sexual inata e adquirida dos seres humanos, priva-os, em número considerável, do gozo sexual, tornando-se assim fonte de graves injustiças. O êxito dessas medidas restritivas poderia estar em fazer afluir, sem perdas, todo o interesse sexual dos indivíduos normais e que não sofrem de nenhum impedimento para os canais que lhes ficaram abertos. Porém, o único que não é banido, o amor genital heterossexual, continua comprometido também pelas limitações de legitimidade e de monogamia. A cultura dos dias de hoje dá a entender nitidamente que as relações sexuais só serão permitidas com base no vínculo único e indissolúvel entre um homem e uma mulher, uma vez que ela não quer a sexualidade como fonte autônoma de prazer e está disposta a tolerá-la somente como fonte, até agora instituída, para a multiplicação dos seres humanos.

Este é naturalmente um extremo. Sabe-se que se demonstrou irrealizável, mesmo que por breves períodos. Só mesmo os fracotes se submeteram a um assalto tão amplo em sua liberdade sexual; as naturezas mais fortes fizeram-no unicamente sob uma condição compensatória, da qual falaremos mais adiante. A sociedade aculturada viu-se obrigada a aceitar calada muitas transgressões que segundo seus estatutos deveria ter perseguido. No entanto, não devemos nos enganar em outro sentido e supor que tal atitude cultural seja inofensiva por não atingir todos os seus propósitos. A vida sexual do homem culto fez-se seriamente afetada, por vezes causando a impressão de ser uma função em processo involutivo, como parecem ser nossos dentes e nossos cabelos em sua condição de órgãos. Provavelmente se tem o direito de supor que seu significado como fonte de sensações de felicidade, portanto para o cumprimento de nossos objetivos de vida, diminuiu sensivelmente.[15] Por vezes, se crê reconhecer

---

15. Entre as obras do refinado poeta inglês J. Galsworthy, que hoje desfruta reconhecimento universal, desde cedo apreciei uma pequena história intitulada *The Appeltree* (A macieira). Ela mostra

que não é apenas a pressão da cultura, mas também algo que está na essência da própria função, o que veda a satisfação plena, a impelir-nos para outros caminhos. Pode ser um erro, é difícil decidi-lo.[16]

---

de maneira penetrante como na vida do homem aculturado de hoje não há mais espaço para o amor simples e natural entre duas pessoas.

16. Faço algumas observações na sequência, a fim de sustentar a suposição expressa no texto: também o ser humano é um animal de indubitável disposição bissexual. O indivíduo corresponde a uma fusão de duas metades simétricas, uma das quais, segundo a visão de muitos pesquisadores, é puramente masculina, enquanto a outra, feminina. Também é possível que cada metade fosse originalmente hermafrodita. A sexualidade é um fato biológico que, ainda que de extraordinário significado para a vida anímica, é psicologicamente difícil de apreender. Estamos habituados a dizer: todo ser humano revela moções pulsionais, necessidades, propriedades tanto masculinas quanto femininas, mas é a anatomia, não a psicologia, que pode indicar o caráter do masculino. Para a psicologia, o contraste sexual se embota no contraste entre atividade e passividade, o que de modo algum se confirma sem exceções no reino animal. A teoria da bissexualidade ainda se encontra muito obscura, e se ainda não se descobriu relação entre ela e a teoria pulsional, isso devemos sentir como uma falha grave na psicanálise. Seja como for, se supomos como algo efetivo que o indivíduo deseja satisfazer desejos tanto masculinos quanto femininos em sua vida sexual, estamos preparados para a possibilidade de que tais exigências não sejam satisfeitas pelo mesmo objeto e que elas mutuamente se perturbem quando não se consegue mantê-las separadas e guiar cada moção numa trilha particular, que lhe seja adequada. Outra dificuldade advém do fato de que o vínculo erótico, para além dos componentes sádicos que lhe são próprios, com muita frequência se faz acompanhar de uma quantidade de tendência à agressão direta. Nem sempre o objeto de amor contraporá a essas complicações tanta compreensão e tolerância como a daquela camponesa a se queixar de que o marido já não a amava, pois ficava uma semana sem a espancar. Porém mais profunda é a suposição, que se atrela ao que expomos na nota no início do capítulo, de que com a postura vertical do homem e a desvalorização do sentido do olfato, a inteira sexualidade, e não apenas o erotismo anal, correu o risco de se tornar vítima da repressão orgânica, de modo que desde então a função sexual se faz acompanhada de uma renúncia não fundamentável que impede uma satisfação plena e se esforça para se apartar da meta sexual por meio de sublimações e deslocamentos libidinais. Eu sei que Bleuler ("A resistência sexual", *Jahrbuch für psychoanalytische und psychopathologische Forschungen* [Anuário de Investigações Psicanalíticas e Psicopatológicas], vol. V, 1913) certa vez indivou a presença de uma atitude originária de rechaço à vida sexual. O fato de que *inter urinas et faeces nascimur* [nascemos em meio a urina e fezes] escandaliza a todos os neuróticos e a muitos que não o são. Os genitais produzem também fortes sensações odoríferas, que para muitas pessoas são insuportáveis, dificultando-lhes o trânsito sexual. Disso resultaria, como raiz mais profunda da representação sexual que progride junto com a cultura, a defesa orgânica da nova forma de vida adquirida com o passo ereto contra a existência animal de antes, resultado de pesquisa científica que coincide de maneira notável com preconceitos banais que não raro são emitidos. Ainda assim, por ora se trata apenas de possibilidades muito incertas, não confirmadas pela ciência. Tampouco devemos esquecer que, não obstante a inegável desvalorização dos estímulos olfativos, há povos, mesmo na Europa, que muito apreciam os fortes odores genitais, para nós tão repulsivos, como meios de estimular a sexualidade, e não querem renunciar a eles. (Vejam-se os levantamentos folclóricos da "enquete" realizada por Iwan Block, "Über den Geruchssin in der vita sexualis" ("Sobre o sentido do olfato na vida sexual"), em diversos números da revista *Anthropophyteia*, de F. S. Krauß.)

V

O trabalho psicanalítico nos ensinou que justamente essas frustrações da vida sexual são o que não se tolera pelos chamados neuróticos. Em seus sintomas eles criam satisfações substitutivas, que não obstante elas próprias vêm criar sofrimento ou se fazer fontes de sofrimento, por lhes provocar dificuldades com o meio circundante e com a sociedade. Essa segunda circunstância é fácil de compreender, mas a primeira nos põe diante de um novo enigma. A cultura, porém, exige ainda outros sacrifícios além da satisfação sexual.

Compreendemos a dificuldade do desenvolvimento da cultura como uma dificuldade universal de desenvolvimento, e isso uma vez que a atribuímos à inércia da libido, à sua recusa em abandonar uma posição antiga em favor de uma nova. Dizemos aproximadamente o mesmo quando derivamos a oposição entre cultura e sexualidade do fato de que o amor sexual é uma relação entre duas pessoas, na qual uma terceira viria a ser apenas supérflua ou incômoda, enquanto a cultura já repousa em relações entre um número maior de seres humanos. No ápice de uma relação amorosa não se mantém interesse algum pelo mundo circundante; o casal se basta a si mesmo, e para ser feliz tampouco precisa de um filho comum. Em nenhum outro caso o Eros revela com tanta nitidez o cerne de seu ser, a intenção de converter o múltiplo em um só; mas quando chegou a isso de modo que se tornou proverbial, ou seja, pelo enamoramento entre duas pessoas, daí não quer mais ir além.

Até aqui poderíamos bem imaginar uma comunidade aculturada composta de tais indivíduos duplos, que, saciados em si mesmos no aspecto libidinal, enlaçam-se entre si mediante a comunhão de interesses e de trabalho. Nesse caso, a cultura não precisaria subtrair energia à sexualidade. Ocorre que esse estado desejável não existe nem nunca existiu. A realidade nos mostra que a cultura jamais se contenta com as ligações que se estabeleceram até o momento, que também no aspecto libidinal pretende ligar um ao outro os membros da comunidade, uma vez que se vale de todos os meios para estabelecer fortes identificações entre eles, a convocar libido de meta inibida em máxima proporção, a fim de fortalecer os vínculos comunitários mediante relações de amizade. A fim de satisfazer esses propósitos, a limitação da vida sexual se faz inevitável. Mas falta-nos ainda a compreensão da necessidade que impele a cultura para esse caminho e funda a sua oposição à sexualidade. Deve se tratar de um fator de perturbação por nós ainda não descoberto.

Uma das chamadas exigências ideais da sociedade aculturada pode aqui nos dar uma pista. Ela diz: "Amarás a teu próximo como a ti mesmo"; é universalmente conhecida, e por certo mais antiga do que o cristianismo, que a apresenta como seu maior motivo de orgulho, mas por certo que não é lá muito antiga; era desconhecida dos homens mesmo em épocas históricas. Diante dela queremos adotar uma atitude ingênua, como se a ouvíssemos pela primeira vez. E eis que não conseguiremos reprimir um sentimento de assombro e estranheza. Por que o deveríamos? De que nos valeria? Sobretudo, porém, como o levaríamos a cabo? Como seria possível? Meu amor é para mim algo valioso, não posso desperdiçá-lo sem prestar contas. Ele me impõe deveres, que devo cumprir com sacrifícios. Se amo a um outro, ele deve merecê-lo de alguma forma. (Abstraio do benefício que ele pode me proporcionar, bem como de seu possível valor como objeto sexual para mim; ambos esses tipos de relação não entram em linha de conta para o preceito do amor ao próximo.) E ele o merece se em aspectos importantes parecer-se comigo a tal ponto de eu amar a mim mesmo nele; ele o merece se é tanto mais perfeito do que eu, que posso amá-lo como ideal de minha própria pessoa; tenho de amá-lo se ele é o filho de meu amigo, pois a dor do amigo, caso lhe ocorresse uma desgraça, é também a minha dor, de modo que eu teria de tomar parte dela. Mas se ele me é estranho e incapaz de me atrair por seu próprio valor, ou por algum significado que tenha adquirido para a minha vida afetiva, para mim torna-se difícil amá-lo. Ao fazê-lo eu até cometeria uma injustiça, pois meu amor é avaliado por todos os meus como preferência; é uma injustiça para com eles se lhes ponho um estranho em pé de igualdade. Mas se devo amá-lo com aquele amor universal de que falávamos tão só por também ele ser uma criatura desta terra, a exemplo do inseto, da minhoca, da cobra d'água, então eu temo que se lhe recairá uma pequena quota-parte de amor, quota-parte que não pode ser tão grande como o que o juízo da razão me autoriza a reservar a mim mesmo. Por que então tanta pompa a envolver um preceito se sua satisfação não pode ser recomendada como racional?

Se olho mais de perto, encontro ainda mais dificuldades. Esse estranho não apenas é, de modo geral, indigno de amor, e devo honestamente reconhecer que ele teria mais direito à minha hostilidade, mesmo a meu ódio. Não parece ter o menor amor para comigo, não me é merecedor da menor consideração. Caso isto venha a lhe trazer alguma vantagem, não hesitará em me prejudicar, nem ao menos se pergunta se a magnitude de seu benefício tem alguma proporção com o dano que me proporciona. Sim, na verdade ele não precisa extrair vantagem alguma; se só lhe satisfaz o seu prazer, não se importa de zombar de mim, de ultrajar-me, de caluniar-me e de exibir seu poder para mim; e quanto mais seguro ele se sente, mais desamparado me sinto eu, e com tanto mais certeza posso então esperar dele comportamento com relação a mim. Se ele se comporta de outro modo, se por mim demonstra consideração e respeito, mesmo sendo um estranho, eu assim me faço disposto, sem mais, sem nenhuma prescrição, a retribuir-lhe da mesma forma. Sim, eu não contradiria aquele grandioso mandamento, segundo o qual "amarás a teu próximo como o teu próximo te ama". Há um segundo mandamento, que me parece ainda mais incompreensível e desencadeia em mim ainda mais forte resistência. Ele reza: "Amarás a teus inimigos". Se penso bem, não tenho razão para rechaçá-lo como exigência ainda mais severa. No fundo é a mesma coisa.[17]

Creio aqui ouvir de uma respeitável voz a admoestação: Justamente porque teu próximo não é digno de amor e mesmo é teu inimigo deves

---

17. Um grande poeta pode se permitir expressar, ao menos de forma zombeteira, verdades psicológicas muito malvistas. É assim que H. Heine confessa: "Tenho a mais pacífica das índoles. Meus desejos são: uma cabana humilde, um teto de palha, mas uma cama boa, comida boa, leite e manteiga bem frescos, flores na janela, diante da porta algumas árvores bonitas e, se o amado Deus quiser me fazer feliz, deixar-me-á vivenciar a felicidade de ver seis ou sete de meus inimigos nelas dependurados. Com o coração tocado eu lhes perdoarei toda a maldade que me fizeram em vida — sim, é preciso desculpar a seus inimigos, mas não antes que sejam enforcados". (Heine, *Gedanken und Einfälle* [Pensamentos e lampejos].)

amá-lo como a ti mesmo. Então eu compreendo que aí se tem caso semelhante ao do *credo quia absurdum*.[18]

É muito provável que o próximo, quando exortado a me amar como ama a si mesmo, responda precisamente do mesmo modo que eu, e me rechace com as mesmas razões. Espero que não com o mesmo direito objetivo, mas ele vai pensar a mesma coisa. Ainda assim, existem diferenças no comportamento das pessoas que a ética, sem considerar tudo o que está a condicioná-las, classifica como "boas" ou "más". Enquanto essas inegáveis diferenças não forem suprimidas, a obediência a elevadas exigências da ética significará um prejuízo aos propósitos da cultura, uma vez que ela estabelece prêmios imediatos para a maldade. Não se pode deixar de lembrar aqui um fato que se deu no Parlamento francês quando se tratava da pena de morte; um orador acabava de se pronunciar apaixonadamente em favor de sua abolição e colhido frenéticos aplausos, quando nisso irrompeu na sala uma voz com as seguintes palavras: *"Que messieurs les assassins commencent!"*.[19]

A parcela de realidade que se tem atrás de tudo isso, e que bem se gostaria de recusar, está no fato de que o ser humano não é um ser manso, amável, que no máximo se faz capaz de se defender dos que o atacam, mas, sim, é um ser que em seus dotes pulsionais deve contar também com uma poderosa participação de tendências agressivas. Consequentemente, o próximo não é apenas um possível auxiliar e objeto sexual, mas também uma tentação para satisfazer sua agressividade, para se valer de sua força de trabalho sem o ressarcir, para usá-lo como objeto sexual sem o seu consentimento, e apropriar-se de seus bens, e humilhá-lo, provocar-lhe dor, martirizá-lo e matá-lo. *Homo homini lupus*; quem, considerando todas as experiências da vida e da história, teria a coragem de contestar esse dito? Via de regra, essa cruel agressividade aguarda por uma provocação ou se põe a serviço de outro propósito, cuja meta poderia ter sido alcançada também com meios mais suaves. Sob circunstâncias favoráveis, quando estão ausentes as forças anímicas contrárias que de outro modo a inibiriam,

---

18. Creio porque é absurdo, frase de Tertuliano (155 d.C.-200 d.C.), autor dos primórdios do cristianismo, que bem sintetiza o sentido da fé. (N.T.)
19. Os senhores assassinos podem dar o primeiro passo. (N.T.)

ela se manifesta também de modo espontâneo, desmascara o ser humano como besta selvagem, ao qual é alheia a deferência por sua própria espécie. Se a alguém aqui ocorrer a lembrança das atrocidades das invasões bárbaras, das incursões dos hunos, dos chamados mongóis sob Gêngis Khan e Tamerlão, da conquista de Jerusalém pelos piedosos cruzados, ou mesmo ainda dos horrores da última Guerra Mundial, este terá de humildemente se curvar ante a verdade objetiva dessa concepção.

A existência dessa tendência agressiva, que podemos sentir em nós mesmos e com direito pressupomos nos demais, é o fator que perturba nossos vínculos com o próximo e obriga a cultura a proceder a dispêndios. Em consequência dessa hostilidade primária e recíproca entre os seres humanos, a sociedade aculturada encontra-se sob ameaça contínua de dissolução. O interesse da comunhão pelo trabalho não a manteria coesa, e as paixões advenientes do pulsional são mais fortes do que interesses racionais. A cultura deve a tudo mobilizar para pôr limites às pulsões agressivas do ser humano, a fim de refrear suas manifestações por meio de formações psíquicas reativas. Daí, portanto, o recurso a métodos destinados a impulsionar o homem a identificações e vínculos amorosos de meta inibida, daí a limitação da vida sexual e daí também o mandamento ideal de amar ao próximo como a si mesmo só se justificar efetivamente pelo fato se opor em tal medida a nada menos do que a natureza humana original. Contudo, em que pesem todos os seus esforços, essa aspiração da cultura até agora não chegou muito longe. Ela espera evitar os excessos mais grosseiros da força bruta, uma vez que se arroga ao direito de ela própria exercer uma violência contra os criminosos, mas a lei não chega a registrar as manifestações mais cautelosas e refinadas da agressividade humana. Cada um de nós acaba por desistir das expectativas que tinha na juventude com relação a seu próximo, a abandoná-las como ilusões, e por experiência própria sabe o quanto a vida se lhe fez mais difícil e dolorosa por força da malevolência dele. Por isso, não seria justo censurar a cultura por querer excluir das atividades humanas a luta e a competição. Sem dúvida que elas são indispensáveis, mas a condição de oponente não é necessariamente inamistosa; ensejo para tal só se tem mediante o abuso daquela condição.

Os comunistas acreditam ter encontrado o caminho para a redenção do mal. O ser humano é inequivocamente bom, é bem-intencionado para com o próximo, porém a instituição da propriedade privada corrompeu sua natureza. A posse de bens privados confere ao indivíduo o poder e com isso a tentação de maltratar o próximo; aos excluídos da posse mais não resta do que hostilmente se rebelar contra seus opressores. Se se cancela a propriedade privada, se todos os bens são declarados comuns e se a todos os seres humanos se permite participar de seu gozo, a malevolência e a inimizade desaparecerão de entre os homens. Satisfeitas todas as necessidades, ninguém terá motivos para ver no outro um inimigo; todos se submeterão de boa vontade ao trabalho necessário. Eu nada tenho que ver com a crítica econômica ao sistema comunista, e não tenho como investigar se a abolição da propriedade privada é oportuna e vantajosa.[20] Mas sou capaz de reconhecer sua premissa psicológica como uma infundada ilusão. Com a supressão da propriedade privada, o prazer humano na agressividade é despojado de um de seus instrumentos, por certo que de um forte instrumento, e por certo que não o mais forte. É que nada se modificará nas desigualdades de poder e influência de que a agressividade abusa para cumprir seus propósitos; e menos ainda se modificará na natureza humana. A agressividade não foi criada pela propriedade; ela imperou quase sem limites em tempos imemoriais, quando a propriedade era ainda algo de muito escasso; a agressividade revela-se já entre as crianças, quando a propriedade nem mesmo acabou de passar pela fase anal primordial, ela constituiu o substrato de todas as relações ternas e amorosas entre os seres humanos, possivelmente com a exceção solitária da relação da mãe com o filho varão. Se se elimina o direito pessoal aos bens individuais, permanece ainda o privilégio que emana das relações sexuais, privilégio este que certamente será fonte

---

20. Quem em seus jovens anos provou da desgraça da pobreza, bem como experimentou a indiferença e a arrogância dos apaniguados, deveria estar a salvo da suspeita de não compreender os esforços para combater a desigualdade de posses entre os homens, e de não mostrar boa vontade para com tais esforços, e para com o que daí deriva. Mas, se essa luta quiser invocar a igualdade de todos os homens como exigência abstrata de justiça, ela estará exposta à objeção de que, ao prover os indivíduos de aptidões físicas e dotes intelectuais de maneira altamente desigual, a natureza estabeleceu injustiças contra as quais não há salvação.

da mais exacerbada inveja e da mais violenta hostilidade entre seres humanos que nos demais aspectos dispõem dos mesmos direitos. Caso se suprima também a esse privilégio mediante a completa liberação da vida sexual, eliminando-se assim também a família, célula germinal da cultura, por certo serão imprevisíveis os novos caminhos que o desenvolvimento da cultura haverá de trilhar, mas uma coisa daí se pode esperar, qual seja, que esse traço indestrutível da natureza humana o seguirá aonde quer que ele vá.

Evidentemente que não é fácil para os seres humanos renunciar à satisfação de sua tendência à agressividade; não se sentem bem em renunciar a ela. Não se deve menosprezar a vantagem de um pequeno círculo cultural, que é a de proporcionar uma válvula de escape à pulsão para a hostilização de estranhos. É sempre possível ligar em amor uma grande quantidade de seres humanos, contanto que outros fiquem de fora para que a eles se manifeste a agressividade. Certa vez me ocupei do fenômeno pelo qual justamente comunidades vizinhas, e sob outros aspectos bastante próximas entre si, se hostilizam e escarnecem mutuamente, como se dá entre espanhóis e portugueses, alemães do norte e do sul, ingleses e escoceses etc. Eu lhe dei o nome de "narcisismo das pequenas diferenças", o que não contribui lá muito para explicá-lo. Nele se reconhece uma satisfação cômoda e relativamente inofensiva da tendência à agressividade, por cujo intermédio se facilita a coesão dos membros de uma comunidade. Assim, o povo judeu, disperso por toda a parte, conquistou os mais louváveis méritos em meio às culturas que o acolheram; uma pena que toda a matança de judeus na Idade Média não tenha sido suficiente para tornar esse período mais pacífico e seguro a seus compatriotas cristãos. Depois que o apóstolo Paulo fez do amor ao próximo o fundamento de sua comunidade cristã, consequência inevitável foi a mais extremada intolerância do cristianismo para com os que permaneceram fora dessa comunidade; os romanos, que não tinham fundado seu regime estatal no amor, eram estranhos à intolerância religiosa, ainda que a religião entre eles fosse assunto de Estado e este fosse impregnado de religião. Tampouco foi um acaso incompreensível que o sonho de um império germânico em âmbito mundial viesse a complementar o antissemitismo, e reconhece-se como compreensível que a tentativa de instituir na Rússia uma cultura nova e comunista tenha encontrado amparo psicológico na perseguição ao burguês. Pode-se apenas perguntar, com preocupação, o que os sovietes farão depois de terem liquidado com seus burgueses.

Se a cultura impõe tão grandes sacrifícios não apenas à sexualidade, mas também à tendência à agressividade do homem, com isso compreendemos melhor por que os seres humanos dificilmente se sentem felizes com ela. Com o homem primordial de fato as coisas iam bem melhor, uma vez que ele não conhecia nenhuma limitação a seus impulsos. Em compensação, sua segurança para duradouramente desfrutar tal felicidade era muito reduzida. O homem aculturado trocou uma parcela de possibilidade de felicidade por uma parcela de segurança. Mas nós não queremos esquecer que na família primordial somente o chefe desfrutava tal liberdade pulsional; os outros viviam oprimidos como escravos. Portanto, nesses primeiros tempos da cultura era extremada a oposição entre uma minoria que desfrutava suas vantagens e uma maioria que delas era alijada. No tocante aos povos primitivos que vivem ainda hoje, por exames cuidadosos sabemos que de modo algum devemos invejar a liberdade de sua vida pulsional; ela está submetida a limitações de outro tipo, e possivelmente de uma severidade maior que a do homem aculturado moderno.

Quando com razão objetamos ao estado atual de nossa cultura o quão pouco ele satisfaz a nossas exigências de um regime de vida propiciador da felicidade, o quanto de sofrimento por ele proporcionado que provavelmente poderia ser evitado, quando, mediante uma crítica impiedosa, aspiramos a descobrir as raízes de sua imperfeição, estamos a exercer nosso legítimo direito e nem por isso nos apresentamos como inimigos da cultura. Podemos esperar uma paulatina introdução de modificações em nossa cultura, que satisfaçam melhor nossas necessidades e possam se esquivar àquela crítica. Mas talvez possamos nos familiarizar com a ideia de que há dificuldades inerentes à essência da cultura e que nenhuma tentativa de reforma a poderá salvar. Além das tarefas de limitação pulsional, para as quais estamos preparados, somos pressionados pelo risco de um estado a que se pode chamar de "a miséria psicológica das massas". Esse perigo ameaça sobretudo lá onde a ligação social se estabelece principalmente por meio da identificação recíproca dos participantes, enquanto as individualidades com espírito de liderança não chegam à importância que lhes caberia na formação das massas. A atual situação da cultura dos Estados Unidos renderia uma boa oportunidade para o estudo desse temido prejuízo cultural. Mas eu resisto à tentação de me adentrar numa crítica à cultura dos Estados Unidos; não quero passar a impressão de que eu mesmo gostaria de me servir dos métodos americanos.

VI

Em nenhum de meus trabalhos tive tão forte sensação, como com este, de gastar papel e tinta, e, na sequência, fazer trabalhar o tipógrafo e o impressor, para narrar coisas efetivamente evidentes. Por isso, agrada-me valer da resultante impressão de que o reconhecimento de um impulso de agressividade especial e autônomo signifique uma modificação na teoria psicanalítica das pulsões.

Vai se mostrar, ao final, que as coisas não são bem assim, que se trata tão somente de apreender de modo mais preciso uma viragem de há muito consumada, e seguir suas consequências. Entre todas as partes da teoria analítica que se desenvolveram lentamente, foi na teoria pulsional que mais trabalhoso se mostrou o tatear adiante. No entanto, tão indispensável ela era para o todo que algo outro foi posto em seu lugar. Em meio à perplexidade inerente ao começo, como um primeiro apoio veio me servir o enunciado do filósofo-poeta Schiller, para quem "fome e amor" mantêm coesa a engrenagem do mundo. A fome poderia se considerar o representante das pulsões desejosas de preservar o indivíduo, ao passo que o amor anseia por objetos; sua função principal, favorecida pela natureza de todas as formas, é a conservação da espécie. Foi assim que de início se contrapuseram as pulsões do eu e do objeto. Para designar a energia dessas últimas pulsões, e tão somente para ela, introduzi a denominação "libido", e com isso a oposição entre as pulsões do eu e as pulsões "libidinais" do amor funcionava no mais amplo sentido. Uma das pulsões objetais, a sádica, destacava-se por sua meta não ser das mais afetuosas, e era evidente que em muitos aspectos ela se associava às pulsões do eu e não podia ocultar seu estreito parentesco com os impulsos de dominação sem propósito libidinal — e, no entanto, passava-se por alto dessa discordância. Apesar de tudo, era evidente que o sadismo pertencia à vida sexual, com o jogo cruel podendo substituir o jogo terno. A neurose se nos apresentou como saída em uma luta entre o interesse de autoconservação e as exigências da libido, luta na qual o eu havia triunfado, mas à custa de grandes sofrimentos e renúncias. Todo analista admitirá que mesmo hoje isso não parece um erro de há muito superado. No entanto, uma modificação se fez indispensável ao que nossa investigação avançou do reprimido para o repressor, das pulsões objetais para as do eu. Decisiva se faz aqui a introdução do conceito de narcisismo, isto é, a compreensão de que o próprio eu encontra-se munido de libido, chegando a ser domicílio original e, em certa medida, também seu quartel-general. Essa libido narcísica volta-se para os objetos, converte-se em libido objetal e pode tornar a se converter em libido narcísica. O conceito de narcisismo tornou possível compreender analiticamente tanto a neurose traumática quanto muitas das afecções próximas da psicose e a própria psicose. Não é o caso de abandonar a interpretação das neuroses de transferência como tentativas do eu de se defender da sexualidade, mas o conceito de libido correu perigo. Uma vez que mesmo as pulsões do eu eram libidinais, por um momento pareceu inevitável fazer coincidir libido e energia pulsional, como C. G. Jung já antes pretendera. Mas restou algo como uma certeza ainda não fundamentada, qual seja, a de que nem todas as pulsões seriam da mesma espécie. Ao passo seguinte eu procedi em *Além do princípio do prazer* (1920), quando pela primeira vez me dei conta da compulsão à repetição e do caráter conservador da vida pulsional. Partindo de especulações acerca do começo da vida e de paralelos biológicos, extraí a conclusão de que além da pulsão de conservar a substância viva e aglomerá-la em unidades sempre maiores,[21] havia outra, que lhe era oposta, a ansiar pela dissolução dessas unidades e por remetê-las de volta ao estado primordial, inorgânico. Assim, além de Eros, uma pulsão de morte; e com base na ação conjugada e contraposta de ambas dá-se a explicar o fenômeno da vida. Ocorre que não era fácil demonstrar a atividade dessa pulsão de morte que havíamos suposto. As manifestações de Eros eram por demais chamativas e ruidosas; poder-se-ia pensar que a pulsão de morte trabalhava

---

21. A oposição que surge aqui entre a infatigável inclinação à expansão da parte de Eros e a natureza em geral conservadora das pulsões é algo de notável e pode se fazer ponto de partida para questionamentos posteriores.

muda no interior do ser vivo para a sua dissolução, mas por certo que isso não constituía uma comprovação. Levou-nos mais longe a ideia de que uma parte da pulsão se dirigia ao mundo exterior, e então saía à luz ao modo de pulsão de agressividade e destruição. A pulsão seria assim impelida a se pôr a serviço de Eros, à medida que o ser vivo aniquilava outras coisas, animadas como inanimadas, e não a seu próprio si mesmo. Inversamente, os limites a essa agressividade dirigida ao exterior teriam de intensificar a autodestruição, que de toda forma sempre se fez presente. Ao mesmo tempo, com base nesse exemplo seria possível supor que ambas as espécies de pulsões raras vezes — possivelmente nunca — apareciam isoladas uma da outra, mas sim ligavam-se em proporções diferentes, bastante variáveis, tornando-se assim irreconhecíveis a nosso juízo. No sadismo, de há muito conhecido como pulsão parcial da sexualidade, estaríamos diante de uma dessas ligas especialmente fortes, a do anseio amoroso com a pulsão de destruição, como também em sua contraparte, o masoquismo, em que se tem uma ligação da destruição voltada para dentro com a sexualidade, e por essa conexão a aspiração, via de regra imperceptível, torna-se chamativa e palpável.

A hipótese da pulsão de morte ou de destruição encontrou resistência nos próprios círculos analíticos; eu sei que muitas vezes se tende a atribuir tudo o que é perigoso e hostil no amor a uma bipolaridade originária de sua própria natureza. As concepções aqui desenvolvidas, de início eu as esposei apenas experimentalmente, mas com o passar do tempo elas adquiriram tamanho poder sobre mim que eu já não pude pensar de outra forma. A meu ver elas são teoricamente muito mais úteis do que todas as outras possíveis, produzindo aquela simplificação sem negligência ou violação dos fatos, e a isso aspiramos no trabalho científico. Reconheço que no sadismo e no masoquismo sempre vemos diante de nós as manifestações da pulsão de destruição, fortemente ligadas ao erotismo, mas já não compreendo como pudemos ignorar a ubiquidade da agressividade e da destruição não eróticas, deixando de lhes assinalar o lugar que lhes é devido na interpretação da vida. (Quando não tingida eroticamente, a mania de destruição voltada para dentro quase sempre escapa à percepção.) Recordo-me de minha própria atitude defensiva quando a ideia da pulsão destrutiva apareceu pela primeira vez na literatura psicanalítica, e do tempo que foi necessário para que eu me tornasse receptivo a ela. Que outros mostrassem e ainda mostrem a mesma rejeição é algo que me admira menos. Pois as criancinhas não gostam de ouvir falar na tendência inata do ser humano ao "mal", à agressividade, à destruição e também à crueldade. Deus as criou à imagem de sua própria perfeição, e não se quer admitir quão difícil é conciliar a inegável existência do mal — em que pesem os protestos da ciência cristã — com a onipotência ou a bondade infinita de Deus. O diabo seria o melhor expediente para desculpar a Deus, desempenharia o mesmo papel de desoneração econômica que é o dos judeus no mundo do ideal ariano. Mesmo assim, porém: pode-se demandar contas a Deus pela existência do diabo como pela existência do mal que ele corporifica. Em face de tais dificuldades, faz-se aconselhável que cada qual, em lugar apropriado, faça uma profunda reverência ante a natureza profundamente ética do ser humano; isso o ajuda a ter a estima de todos, e a ser desculpado por muitas coisas.[22]

A denominação "libido" pode novamente se aplicar às manifestações de força de Eros, para distingui-las da energia da pulsão de morte.[23] Deve-se admitir que para nós torna-se tanto mais difícil compreender a energia da pulsão de morte, que divisamos apenas ao modo

---

22. A identificação do princípio mau com a pulsão de destruição atua de modo deveras convincente no Mefistófeles de Goethe:
"Pois tudo o que nasce
é digno de perecer.
E assim é que tudo a que chamais pecado,
destruição, o mal, em suma,
faz-se-me verdadeiro elemento".
Como seu adversário, o diabo, não designa o sagrado, nem o bem, mas sim a força da natureza para gerar, para um aumento de vida, portanto, Eros.
"Do ar, da água, como da terra
Desprendem-se brotos, aos milhares,
Os brutos se arrojam aos milhares,
No seco, no úmido, quente, ou frio!
E se não me tivessem reservado as chamas,
Nada haveria propriamente para mim."
Goethe, *Fausto*, parte I, cena 3.
23. Nossa concepção atual pode se enunciar mais ou menos assim, uma vez que em toda manifestação das pulsões a libido participa, sem que nem tudo nelas seja libido.

de um resíduo por trás de Eros, e que nos escapa lá onde não é revelado mediante a liga com Eros. No sadismo, em que a pulsão de morte atua a torcer a meta erótica a seu favor, com isso satisfazendo plenamente a aspiração sexual, obtemos a mais clara visão de sua natureza e de suas relações com Eros. Mas também lá onde ela não emerge sem propósito sexual, mesmo na mais cega fúria destrutiva, é impossível desconhecer que sua satisfação está atrelada a um gozo narcísico extraordinariamente elevado, uma vez que mostra ao eu a satisfação de seus mais antigos desejos de onipotência. Temperada e domada, inibida em sua meta, a pulsão de destruição, orientada aos objetos, vê-se forçada a proporcionar ao eu a satisfação de suas necessidades vitais e o domínio sobre a natureza. Ora, se a hipótese relacionada a essa pulsão reside essencialmente em razões teóricas, é preciso admitir que também ela não está de todo garantida contra objeções teóricas. Mas isso nos parece assim precisamente em razão do estado atual de nossa compreensão; pesquisas e reflexões futuras certamente vão trazer a decisiva clareza.

Para tudo o que segue, então, situo-me no ponto de vista segundo o qual a tendência à agressividade é uma disposição pulsional original, autônoma do ser humano, e eu torno a afirmar que a cultura encontra nela o seu mais poderoso obstáculo. Em determinado momento no curso dessa investigação, impôs-se a nós a ideia de que a cultura seria um processo particular, que em seu transcorrer abarcou toda a humanidade, e continuamos cativados por essa ideia. A isso acrescentamos que seria um processo a serviço de Eros, desejoso de reunir indivíduos humanos isolados, e logo famílias, e então etnias, povos, nações numa grande unidade, a humanidade. O motivo pelo qual deve acontecer desse modo não o sabemos; seria precisamente obra de Eros. Essas multidões humanas devem ser ligadas entre si no aspecto libidinal; a necessidade por si só e as vantagens da comunhão no trabalho não as manteriam unidas. Ocorre que a esse programa da cultura se opõe o impulso de agressividade natural do homem, a hostilidade de cada um contra todos e de todos contra um. Essa pulsão de agressividade é o retorno e o principal representante da pulsão de morte que descobrimos junto a Eros, que com ele compartilha o domínio do mundo. E agora, creio eu, o sentido do desenvolvimento da cultura não mais se mostra obscuro. Ela tem de nos mostrar a luta entre Eros e a morte, entre a pulsão de vida e a pulsão destrutiva, tal como se consuma na espécie humana. Essa luta é o conteúdo essencial da vida, e por isso o desenvolvimento cultural pode se caracterizar, de modo sucinto, como a luta pela vida por parte da espécie humana.[24] E nossas babás querem apaziguar esse embate de gigantes com a "epopeia do céu!".[25]

---

24. Provavelmente com a seguinte especificação: tal como teve de se configurar a partir de certo acontecimento, que ainda não se abordou.
25. "Eiapopeia vom Himmel", em referência a um poema de Heinrich Heine, *Deutschland*, seção I.

VII

Por que nossos parentes, os animais, não mostram luta cultural semelhante? Ora, isso não o sabemos. É muito provável que alguns deles, como as abelhas, as formigas e os cupins, por milhares de anos tenham lutado até encontrar essas instituições estatais, essa divisão de função, essa limitação dos indivíduos que hoje neles admiramos. Um traço característico de nossa situação atual está em nossos sentimentos nos dizerem que não nos julgaríamos felizes em nenhum desses estados animais e em nenhum dos papéis ali atribuídos ao indivíduo. Em outras espécies animais pode se ter chegado a um equilíbrio temporário entre as pulsões que nelas travam embate e as influências do ambiente e, com isso, a um cessar do desenvolvimento. No caso dos homens primitivos, é provável que um novo avanço da libido tenha avivado um eriçamento renovado da pulsão de destruição. Mas não há que muito perguntar sobre coisas que ainda não têm respostas.

Outra pergunta se evidencia aqui. De que meios se vale a cultura para inibir a agressividade que a ela se contrapõe, a torná-la inofensiva, e talvez a erradicá-la? Já tomamos conhecimento de alguns métodos, mas não daquele que parece ser o mais importante. Podemos estudá-lo na história evolutiva do indivíduo. O que se passa com ele, para que o seu prazer na agressividade se torne inócuo? Algo de muito assombroso, que ainda não tínhamos divisado, por mais que seja óbvio. A agressividade se faz introjetada, internalizada, mas na verdade enviada bem a seu ponto de partida, dirigida, portanto, ao seu próprio eu. Ali ela é assumida por uma parte do eu, que se contrapõe ao restante na condição de supereu, e então como "consciência", a exercer contra o eu a mesma disposição à agressividade que o eu teria se comprazido em satisfazer junto a outros indivíduos. À tensão entre o supereu tornado severo e o eu que se lhe está submetido chamamos "consciência de culpa"; ela se exterioriza como necessidade de punição. Com isso, a cultura domina o perigoso prazer na agressividade da parte do indivíduo, a enfraquecê-lo, a desarmá-lo, vigiando-o mediante uma instância situada em seu interior, como se fosse uma guarnição militar na cidade conquistada.

Acerca do surgimento do sentimento de culpa, o analista pensa diferente do que é a visão corrente entre os psicólogos, mas a verdade é que também ele terá dificuldade em dar conta do fenômeno. Inicialmente, se se pergunta como alguém pode chegar a um sentimento de culpa, recebe-se uma resposta que não admite contradição: o indivíduo se sente culpado (os devotos dizem: em pecado) quando fez algo que se reconhece como "mal". Mas em seguida se percebe quão pouco essa resposta diz. É possível que, após um tanto vacilar, acrescenta-se que se pode considerar culpado também quem não cometeu esse mal, mas apenas teve a intenção de fazê-lo, e então se perguntará por que aqui a intenção vem equivaler à execução. Ocorre que em ambos os casos se pressupõe que já se entendeu o mal como algo reprovável, como algo cuja execução está vedada. Como se chegou a tal decisão? Uma capacidade de discernimento original, por assim dizer, natural entre bem e mal está desautorizada. Frequentes vezes o mal de modo algum se faz nocivo ou perigoso para o eu, e sim, ao contrário, pode ser também o que ele deseja e vem preparar seu contentamento. Com isso manifesta-se aqui uma influência estranha; ela determina o que se deve chamar bem e mal. Considerando que a própria sensibilidade do homem não o teria conduzido a esse caminho, é preciso que se tenha um motivo para se submeter a tal influência estranha. É fácil descobri-lo em seu desamparo e em sua dependência em relação aos outros, e sua melhor definição seria a de uma angústia ante a perda do amor. Se se perde o amor do outro, do qual se é dependente, perde-se também a proteção ante uma série de perigos, e sobretudo ante o perigo de que esse que lhe é superior mostre-lhe sua superioridade sob a forma de punição. Assim sendo, o mal é inicialmente aquilo pelo qual se é ameaçado com a perda do prazer; por medo dessa perda, é preciso evitá-lo. De acordo com isso, importa pouco se se já fez o mal ou se o quer fazer; em ambos os casos, o perigo só surge quando a autoridade o desdobre, e ela se comportaria de modo semelhante em ambos os casos.

Chama-se a esse estado de "má consciência", mas na verdade ele não merece o nome, pois é manifesto que em tal grau a consciência de culpa é apenas angústia ante a perda do amor, sendo angústia "social". Na criança pequena a situação jamais é de outra forma, mas mesmo entre muitos adultos nada se modifica a não ser o fato de a comunidade humana global substituir a posição do pai ou de ambos os pais. Por isso, os adultos habitualmente se permitem fazer o mal que lhes promete conveniências quando estão seguros de que a autoridade nada saberá a respeito ou que nada lhes poderá fazer, seu único medo sendo assim uma possível descoberta.[26] Esse é um estado com o qual a sociedade de nossos dias, de um modo geral, tem de contar.

Uma grande mudança só se dá quando a autoridade é internalizada mediante a instauração de um supereu. Com isso, os fenômenos da consciência moral são alçados a um novo estágio, e no fundo só então se pode falar em consciência moral e em sentimento de culpa.[27] É quando desparece a angústia ante a possibilidade de ser descoberto, como também desaparece por completo a distinção entre fazer o mal e querer o mal, já que diante do supereu nada se pode ocultar, nem mesmo pensamentos. A real seriedade da situação sem dúvida é algo passado, pois, pelo que podemos crer, a nova autoridade, o supereu, não tem motivo algum para maltratar o eu que lhe está tão intimamente ligado. Ocorre que a influência da gênese, que deixa sobreviver o passado e o que foi superado, exterioriza-se no fato de que no fundo as coisas se mantêm como eram no começo. O supereu penaliza o eu pecador com os mesmos sentimentos de angústia e fica à espreita de circunstâncias para se fazer punir pelo mundo exterior.

Nesse segundo nível de desenvolvimento a consciência moral revela uma peculiaridade, que era estranha ao primeiro nível e já não é fácil de explicar. Ela se comporta com tanto mais severidade e desconfiança quanto mais o indivíduo for virtuoso, de modo que, ao final, justamente os que foram mais longe na santidade são os que mais deploram sua condição pecaminosa. Com isso, a virtude perde parte da recompensa que lhe é prometida, o eu obediente e contido não goza da confiança de seu mentor e, ao que parece, em vão ele se esforça para obtê-la. Agora se

---

26. Pense-se no famoso mandarim de Rousseau.
27. Todo leitor razoável compreenderá que nessa exposição panorâmica distinguimos expressamente o que na realidade efetiva se consuma em transições graduais, como compreenderá que não se trata apenas da existência de um supereu, mas de sua intensidade relativa e sua esfera de influência. O que até agora se disse acerca da consciência e da culpa já é conhecido de todos e quase indiscutível.

estará pronto a objetar: essas são dificuldades arranjadas de modo artificial. A consciência moral mais severa e vigilante é o traço característico do homem moral, e se os santos se proclamam pecadores, isso não se dá sem razão, considerando-se as tentações à satisfação pulsional a que estão expostos num grau especialmente elevado, já que as tentações só fazem aumentar perante a frustração constante, enquanto a satisfação eventual vem abrandá-las, ao menos temporariamente. Outro fato inerente à tão abundante esfera de problemas da ética é o de que o infortúnio, portanto a frustração exterior, estimula em ampla medida o poder da consciência moral sobre o supereu. Enquanto o indivíduo vai bem, também sua consciência moral se faz atenuada e permite ao eu toda uma série de coisas; ao que depara com uma infelicidade, volta-se para dentro de si, reconhece sua condição pecaminosa, eleva as exigências da consciência moral, impõem-se abstinências e pune-se por meio de penitências.[28] Povos inteiros se comportaram dessa forma e continuam a fazê-lo. Porém isso se explica facilmente com base no grau infantil, originário, da consciência moral, grau este que não é abandonado após a introjeção no supereu, mas sim persiste junto a tal introjeção e por trás dela. O destino é visto como substituto da instância parental; quando se tem uma infelicidade, isso significa que já não se é amado por esse poder superior, e que, sendo ameaçado com a perda desse amor, o indivíduo novamente se curva perante o representante parental no supereu, representante este que se quis negligenciar quando em felicidade. Isso se torna especialmente evidente quando, num sentido estritamente religioso, reconhece-se no destino tão somente a expressão da vontade divina. O povo de Israel se considerava filho predileto de Deus, e ao que o grande pai deixou que se abatesse desgraça após desgraça sobre seu povo, este não se desviou essa relação ou duvidou do poder e da justiça divinos, mas sim produziu os profetas, que o puseram diante de sua pecaminosidade, e de sua consciência de culpa criou os rigorosíssimos preceitos de sua religião sacerdotal. Quão diferente é o comportamento

---

28. Desse fomento da moral por meio do infortúnio trata Mark Twain num conto delicioso, *The first melon I ever stole* [A primeira melancia que eu roubei]. Essa primeira melancia por acaso não estava madura. Escutei o próprio Mark Twain contá-lo em uma conferência. Depois de enunciar o título, interrompeu o relato e se perguntou como que duvidando: "Was it the first?" [Foi o primeiro?]. Com isso ele disse tudo. O primeiro não tinha sido o único.

do homem primitivo! Ao que depara com uma desgraça, não se atribui culpa, mas sim ao fetiche, que evidentemente não cumpriu seu dever, e nisso trata de espancá-lo, em vez de punir a si mesmo.

Conhecemos, pois, duas origens para o sentimento de culpa, a da angústia diante da autoridade e, mais tarde, a angústia diante do supereu. A primeira impele a renunciar a satisfações pulsionais, enquanto a outra impele à punição, uma vez que ante o supereu não se pode ocultar a persistência de desejos proibidos. Também ficamos sabendo sobre como se pode compreender a severidade do supereu, e, portanto, a demanda da consciência moral. De modo puro e simples, tem-se ali a continuidade da severidade da autoridade externa, esta que o supereu sucedeu e parcialmente substituiu. Agora vemos a relação de renúncia do pulsional com a consciência de culpa. Originalmente a renúncia do pulsional é a consequência da angústia ante a autoridade externa; renuncia-se a satisfações para não se perder seu amor. Uma vez operada essa renúncia, estando-se, por assim dizer, quite com ela, não deveria restar pendente nenhum sentimento de culpa. Algo diferente se tem no caso do medo perante o supereu. Aqui a renúncia do pulsional não é suficiente, já que o desejo persiste e não pode se ocultar diante do supereu. Portanto, em que pese a renúncia consumada, sobrevirá um sentimento de culpa, e esta é uma grande desvantagem econômica que se tem com a implantação do supereu, ou, como se poderia dizer, com a formação da consciência moral. Ocorre que a renúncia do pulsional não mais exerce nenhum efeito plenamente libertador; a abstenção virtuosa já não é recompensada pela segurança do amor e uma desgraça a ameaçar de fora — a perda do amor e a punição por parte da autoridade externa — converteu-se numa desgraça interior permanente, na tensão da consciência de culpa.

Essas relações são de tal maneira emaranhadas e ao mesmo tempo tão importantes que, não obstante o risco de uma repetição, eu gostaria ainda de abordá-las de outro ângulo. A sequência temporal seria então: primeiramente a renúncia do pulsional como resultado da angústia ante a agressividade da autoridade externa — pois nisso vem desembocar a angústia ante a perda do amor, já que o amor protege dessa agressividade punitiva —, e então a instauração da autoridade interna, a renúncia do pulsional como consequência da angústia diante dela, angústia da consciência moral. No segundo caso tem-se uma equivalência entre má ação e má intenção, e daí a consciência de culpa, a necessidade da punição. A agressividade da consciência moral conserva a agressividade da autoridade. Até aí tudo está claro, mas onde ainda haverá espaço para a influência do infortúnio (da renúncia imposta de fora) no reforço da consciência moral, para a sua extraordinária severidade entre os melhores e mais obedientes? Explicamos já ambas as particularidades da consciência moral, mas é provável que tenha ficado a impressão de que tais explicações não chegam ao fundo, deixando um resto não esclarecido. E aqui intervém uma ideia, que é de todo própria à psicanálise e estranha ao modo de pensar habitual dos seres humanos. Ela é de índole tal que nos permite compreender como o objeto tinha mesmo de nos parecer tão confuso e impenetrável. Segundo ela, de início a consciência moral (melhor dizendo: a angústia, que mais tarde se fez consciência moral) é certamente a causa da renúncia do pulsional, mas depois essa relação se inverte. Cada renúncia do pulsional torna-se então uma fonte dinâmica da consciência moral; cada nova renúncia intensifica sua severidade e intolerância, e, se pudéssemos torná-lo mais consonante com a história de surgimento da consciência moral tal como nos é conhecida, ficaríamos tentados a esposar a seguinte tese paradoxal: a consciência é consequência da renúncia do pulsional: a renúncia do pulsional (que nos é imposta de fora) cria a consciência, e isso então demanda mais renúncia do pulsional.

Na verdade, a contradição dessa tese não é tão grande no tocante à referida gênese da consciência moral, e nós vislumbramos um caminho para reduzi-la ainda mais. Para fins de facilitar a exposição, tomemos o exemplo do impulso da agressividade e suponhamos que nessas relações se trata sempre de uma renúncia à agressividade. Por certo que tal está destinado a ser apenas uma suposição provisória. O efeito da renúncia do pulsional sobre a consciência moral produz-se do seguinte modo: cada fragmento de agressividade, de cuja satisfação nos abstemos, é assumido pelo supereu e intensifica a sua agressividade (contra o eu). Há algo que não se harmoniza bem com isso, que é o fato de a agressividade originária da consciência moral ser a continuação da severidade da autoridade externa, portanto nada tendo que ver com uma renúncia. Mas nós fazemos desaparecer essa discordância se supomos outra derivação para essa primeira configuração de agressividade do supereu. Contra a autoridade que impede à criança as satisfações primeiras, que são também as mais significativas, nessa criança deve ter se desenvolvido um grau considerável de tendência à agressividade, pouco importando o gênero das renúncias do pulsional que foram demandadas. A criança teve de necessariamente renunciar à satisfação dessa agressividade vingativa. Ela se salva dessa difícil situação econômica pela via de mecanismos conhecidos, pelos quais, mediante identificação, ela incorpora essa autoridade inatacável, que agora se torna supereu e toma posse de toda a agressividade que, como filho, bem teria vontade de exercer contra ela. O eu do filho tem de se contentar com o triste papel da autoridade — do pai — assim tão degradada. Trata-se de uma inversão da situação, como é tão frequente. "Se eu fosse o pai e tu o filho, eu te maltrataria." A relação entre o supereu e o eu é o retorno, desfigurado pelo desejo, das relações reais entre o eu ainda não cindido e um objeto externo. Também isso é algo característico. Mas a diferença essencial é a de que a severidade original do supereu não é — ou não é tanto — a que se experimentou da parte desse objeto externo ou a que se atribuiu a ele, mas sim a que representa a própria agressividade contra ele. Se isso for o caso, deve-se efetivamente afirmar que a consciência moral se engendrou inicialmente pela repressão de uma agressividade e reforçou-se, na sequência, por meio de novas repressões desse gênero.

Qual dessas duas concepções será então a correta? A anterior, que tão inquestionável nos pareceu do ponto de vista genético, ou a mais recente, que tão oportunamente arredonda a teoria? É evidente que ambas se justificam, o que também se justifica pelo testemunho da observação direta; elas não entram em conflito, chegando a coincidir, pois a agressividade vingativa do filho será determinada também pela medida da agressividade punitiva que se espera do pai. A experiência ensina, porém, que a severidade do supereu, desenvolvida por uma criança, de modo algum reproduz a severidade do tratamento que ela própria experimentou.[29] Ela aparece independentemente dele, de forma que no âmbito de uma educação bastante branda uma criança pode adquirir uma consciência moral bastante severa. No entanto, também seria incorreto querer exagerar essa independência; não é difícil se convencer de que a severidade da

---

29. Segundo foi corretamente salientado por Melanie Klein e outros autores ingleses.

educação exerce forte influência também sobre a formação do supereu infantil. Disso resulta que na formação do supereu e no surgimento da consciência moral tem-se a atuação conjunta de fatores constitucionais e influências do meio, o que de modo algum surpreende, sendo esta bem a condição etiológica geral de todos os processos desse tipo.[30]

Também se pode afirmar que, se a criança não reage com agressividade excessiva a uma primeira grande renúncia das pulsões, segue-se daí um modelo filogenético, e este ultrapassa a reação que atualmente se justifica, pois o pai da pré-história por certo era temível e podia-se bem lhe atribuir a medida mais extrema de agressividade. Assim, ao se passar da história evolutiva individual à filogenética, diminuem as diferenças entre ambas as concepções que versam sobre o surgimento da consciência moral. Em compensação, uma nova e significativa diferença vem se revelar em ambos esses processos. Não podemos prescindir da hipótese de que o sentimento de culpa da humanidade deriva do complexo de Édipo e tem sua raiz no parricídio perpetrado pela união dos irmãos. A agressividade à época não foi reprimida, e sim executada, a mesma agressividade cuja repressão supomos que deva ter sido a fonte do sentimento de culpa nas crianças. A esta altura eu não me espantaria se um leitor irrompesse com irritação: "Então é completamente indiferente dar cabo do pai ou não, sobrevindo um sentimento de culpa em todo caso! A esse respeito devem-se permitir algumas dúvidas. Ou será falso que o sentimento de culpa seja proveniente de agressividade reprimida ou então a inteira história do parricídio é uma fantasia, e os filhos dos homens primitivos não deram cabo do pai com mais frequência que os filhos de hoje costumam fazer. Ademais, se não se trata de uma fantasia,

---

30. Fr. Alexander, em sua "Psychoanalyse der Gesamtpersönlichkeit" (1927), retomando o estudo de Aichhorn sobre a juventude desamparada, apreciou de maneira acertada ambos os principais tipos de métodos patogênicos de educação, que são a severidade excessiva e o consentimento. O pai "desmedidamente brando e indulgente" ocasionará na criança a formação de um supereu hipersevero, já que, sob a influência do amor, que ela experimenta, essa criança não encontrará outra saída para a sua agressividade que não a de voltá-la para dentro. No caso da criança desamparada, educada sem amor, incide a tensão entre eu e supereu, com sua inteira agressividade orientando-se para fora. Portanto, se se prescinde de um fator constitucional que se possa admitir, poder-se-ia dizer que a consciência moral severa surge da atuação conjunta de duas influências vitais, a da frustração pulsional, que desencadeia a agressividade, e a experiência do amor, que faz voltar essa agressividade para dentro e a transfere ao supereu.

mas de uma história plausível, estaríamos diante de um caso em que acontece o que todo o mundo espera, qual seja, o de se sentir culpado por ter efetivamente feito algo que não se justifica. E para esse caso, que de qualquer modo acontece todos os dias, a psicanálise ficou a nos dever a explicação".

Isso é verdade e deve ser reparado. Além disso, não é nenhum segredo especial. Se na sequência lhe sobrevém um sentimento de culpa, e, em razão de um ato cometido, esse sentimento se deveria chamar *arrependimento*. Ele se refere tão somente a um ato, e por certo pressupõe que antes de um ato ser cometido havia uma *consciência moral*, a disposição em se sentir culpado. Um arrependimento como esse, portanto, em nada poderia nos ajudar a descobrir a origem da consciência moral e do sentimento de culpa. Eis aqui o curso via de regra tomado por esses casos cotidianos: uma necessidade pulsional adquiriu força suficiente para impor sua satisfação à consciência moral, cuja força também é limitada, e com o natural enfraquecimento da necessidade, mediante sua satisfação, a antiga relação de forças se restabelece. Por isso a psicanálise faz bem ao excluir dessas explicações o caso do sentimento de culpa por arrependimento, não importando a frequência com que ele se produza nem a dimensão de seu significado prático.

Mas, se o sentimento de culpa remonta ao assassinato do pai primevo, ter-se-ia aí um caso de "arrependimento", e não devem ter existido, à época, o pressuposto da consciência e o sentimento de culpa anteriores ao ato? De onde veio, neste caso, o arrependimento? Evidentemente que esse caso deve nos esclarecer o segredo do sentimento de culpa, vindo a pôr um termo a nossas perplexidades. Esse arrependimento foi o resultado da originária ambivalência de sentimento contra o pai, os filhos o odiavam, mas também o amavam; ao que se fez satisfeito o ódio por meio da agressividade, no arrependimento diante do ato manifestou-se o amor, pela via de identificação com o pai instituiu-se o supereu, que lhe conferiu o poder do pai ao modo de punição pela agressividade perpetrada contra ele, e criou as limitações que deveriam evitar uma repetição do ato. E uma vez que a tendência contra o pai se repetiu nas gerações seguintes, persistiu também o sentimento de culpa, e ele se reforçou sempre que a agressividade era reprimida e transferida para o supereu. Agora, posso crer, por fim compreendemos claramente duas coisas, que são a participação do amor na gênese da consciência moral e o caráter fatídico e inevitável do sentimento de culpa. Não é algo efetivamente matar o pai ou se abster do crime, pois em ambos os casos o indivíduo deverá se sentir culpado, já que o sentimento de culpa é a expressão do conflito da ambivalência, da luta eterna entre o Eros e a pulsão de destruição ou de morte. Esse conflito é atiçado tão logo se coloque ao homem a tarefa da convivência; enquanto a comunidade conhece apenas a forma da família, o conflito se manifesta no complexo de Édipo, a consciência moral se instaura, cria-se o primeiro sentimento de culpa. Se se intenta uma ampliação dessa comunidade, esse mesmo conflito se prolonga em formas dependentes do passado, e nisso se fortalece e se tem como consequência mais um aumento do sentimento de culpa. Visto que a cultura obedece a uma pulsão erótica interior, que aos seres humanos ordena unir-se numa massa estreitamente entrelaçada, essa meta só pode ser alcançada mediante a via de um fortalecimento cada vez maior do sentimento de culpa. O que se iniciou em relação ao pai se consuma em relação à massa. Se a cultura é a via de desenvolvimento necessária da família à humanidade, então a escalada do sentimento de culpa, talvez até as alturas em que o indivíduo ache dificilmente suportáveis, encontra-se indissoluvelmente ligada a ela, como consequência do conflito inato de ambivalência, como consequência da eterna disputa entre amor e aspiração à morte. Isso traz à lembrança a comovente acusação do grande poeta contra os "poderes celestiais":

"Vós nos conduzis pela vida adentro,
Deixais que a pobre criatura se faça culpada,
Para então abandoná-la a seu tormento,
Pois toda e qualquer culpa se vinga nesta terra."[31]

E bem podemos suspirar em saber que a alguns homens é dado sem esforço extrair do torvelinho dos próprios sentimentos as visões mais profundas, e para elas temos de abrir caminho em meio à torturante incerteza e a um tatear infatigável.

---

31. De autoria de Goethe, de uma das canções do harpista no *Wilhelm Meister*.

VIII

Chegando ao final deste caminho, o autor tem de pedir desculpas ao leitor por não lhe ter sido um guia habilidoso, por não lhe ter poupado a experiência de trajetos ermos e incômodos desvios. Sem dúvida que se poderia tê-lo feito melhor. Procurarei, agora *a posteriori*, remediar de alguma forma.

Em primeiro lugar, nos leitores suponho a impressão de que as discussões sobre o sentimento de culpa extrapolam o contexto deste ensaio ao tomar para si excessivo espaço, empurrando para as margens seu outro conteúdo, com o qual nem sempre mantêm íntima ligação. Isso pode ter prejudicado a construção do ensaio, mas responde integralmente à intenção de situar o sentimento de culpa como o principal problema do desenvolvimento da cultura e de mostrar que o preço do progresso cultural deve ser pago com a perda de felicidade mediante a elevação do sentimento de culpa.[32] Se esse enunciado continua a soar estranho, que é o resultado final de nossa investigação, provavelmente se deixa reconduzir à relação, inteiramente peculiar e ainda não de todo compreendida, entre o sentimento de culpa e a nossa consciência [*Bewußtsein*].[33] Nos casos comuns de arrependimento, por nós conside-

---

32. "Assim a consciência faz a nós todos de covardes..." (a citação é de *Hamlet*, III, 1).
Que a educação de hoje esconda do jovem o papel que a sexualidade desempenhará em sua vida, esta não é a única censura a se lhe fazer. Além disso, ela peca por não prepará-lo para a agressividade da qual ele próprio será objeto. Ao lançar os jovens na vida com uma orientação psicológica tão incorreta, a educação procede tal como se se munisse de roupas de verão e mapas dos lagos do norte da Itália para uma expedição polar. Desse modo, faz-se claro um certo abuso das exigências éticas. O rigor da educação não provocaria tantos prejuízos se a educação dissesse: assim devem ser as pessoas para que se tornem felizes e façam felizes a outros; mas para tanto se deve contar com o fato de que eles não são assim. Em vez disso, deixam o jovem acreditar que todos os outros satisfazem os preceitos éticos, que, portanto, são virtuosos. Com isso se funda a exigência de que também ele venha a sê-lo.
33. A consciência aqui em questão é a consciência no sentido epistêmico (*Bewußtsein*), consciência pela qual se sabe o que se está fazendo ou pensando, e não a consciência moral (*Gewissen*), como nas ocorrências anteriores. (N.T.)

rados normais, a consciência se dá a perceber com suficiente nitidez; no entanto, estamos habituados a dizer "consciência de culpa" em vez de sentimento de culpa. Do estudo das neuroses, às quais devemos as mais valiosas indicações sobre a compreensão do normal, resultam relações contraditórias. Numa dessas afecções, que é a neurose obsessiva, o sentimento de culpa impõe-se expressamente sobre a consciência, governa o quadro patológico bem como a vida dos doentes, quase sem permitir que surjam outros elementos. Mas, na maioria dos outros casos e formas da neurose, ele se mantém inteiramente inconsciente, sem que com isso seus efeitos menores se manifestem. Os doentes não nos dão crédito quando lhes atribuímos um "sentimento inconsciente de culpa"; para que nos compreendam, ao menos em parte, contamos a eles sobre uma necessidade inconsciente de punição, na qual se manifesta o sentimento de culpa. Mas o compromisso com as formas da neurose não deve ser superestimado; também na neurose obsessiva há tipos de doentes que não percebem seu sentimento de culpa ou o sentem apenas como um mal-estar torturante, e uma espécie de angústia só será percebida se lhe for impedida a execução de certas ações. Ainda não hoje, mas algum dia por fim compreenderemos essas coisas. Talvez aqui seja bem-vinda a observação de que o sentimento de culpa no fundo nada mais é do que uma variedade tópica da angústia, que em suas fases posteriores vem coincidir integralmente com a *angústia ante o supereu*. No caso da angústia, essas mesmas variações extraordinárias mostram-se na relação com a consciência. De algum modo a angústia encontra-se por trás de todos os sintomas, porém ora ela ruidosamente reclama a consciência inteira para si, ora oculta-se de forma tão perfeita que nos vemos instados a falar de angústia consciente ou — se desejamos ter uma consciência moral psicologicamente mais limpa, uma vez que a angústia é em princípio apenas uma sensação — de possibilidades de angústia. Por isso pode-se perfeitamente pensar que nem mesmo a consciência de culpa produzida pela cultura seja reconhecida como tal, que ela se mantenha em grande parte inconsciente ou que apareça ao modo de um mal-estar, de um descontentamento, para o qual se buscam outras motivações. As religiões ao menos jamais ignoraram o papel do sentimento de culpa na cultura. E elas chegam a acalentar a pretensão — algo que não levei em conta em outro momento[34] — de redimir a humanidade desse sentimento de culpa, a que chamam de pecado. Com base no modo como no cristianismo se alcança essa redenção, ou seja, pela morte sacrificial de um indivíduo, que com isso toma para si a culpa de todos, chegamos a extrair uma conclusão acerca de qual teria sido a primeira circunstância em que se adquiriu essa culpa primordial, com a qual também a cultura teve seu início.[35]

É possível que não seja tão importante, mas não será supérfluo esclarecermos o significado de algumas palavras como "supereu, "consciência moral, "sentimento de culpa", "necessidade de punição", "arrependimento", termos que talvez tenhamos usado de maneira por demais frouxa e intercambiável. Todos se referem ao mesmo conjunto de relações, mas dizem respeito a aspectos diferentes de seu conjunto. O supereu é uma instância por nós inferida, a consciência moral é uma função entre outras que lhe atribuímos, e que tem de vigiar e julgar as ações e intenções do eu, exercendo uma atividade censora. O sentimento de culpa, a severidade do supereu, é, assim sendo, o mesmo que a severidade da consciência moral, é a percepção reservada ao eu, de ser vigiado dessa maneira, é a apreciação da tensão entre suas aspirações e as exigências do supereu; e a angústia ante essa instância crítica, angústia que permeia toda essa relação, a necessidade de punição, é uma manifestação pulsional do eu que sob a influência do supereu sádico se tornou masoquista, ou seja, ele emprega parte da pulsão de destruição interior, que nele preexiste, em uma ligação erótica com o supereu. Da consciência moral não se deveria falar antes que se pudesse comprovar um supereu; já da consciência de culpa é preciso admitir que ela existe antes que o supereu, e, portanto, também antes que a consciência moral. Ela faz-se então expressão imediata da angústia perante a autoridade externa, o reconhecimento da tensão entre o eu e esta última, o retorno direto do conflito entre a necessidade do amor dessa autoridade externa e o ímpeto que busca a satisfação pulsional, cuja obstrução produz a tendência à agressividade. A sobreposição dessas duas camadas do sentimento de culpa — por angústia ante à

---

34. Refiro-me aqui a *O futuro de uma ilusão* (1927).
35. *Totem e tabu* (1912).

autoridade externa e ante à interna — dificultou sobremaneira a nossa compreensão das relações da consciência moral. O arrependimento é uma designação geral para a reação do eu no caso do sentimento de culpa, contém, muito pouco transformado, o material de sensações da angústia que opera em segundo plano, é ele próprio uma punição e pode incluir a necessidade de punição; também pode, portanto, ser mais antigo do que a consciência moral.

Também não fará algum mal apresentarmos ainda uma vez as contradições que por um momento nos confundiram em nossa investigação. O sentimento de culpa deveria ser, em um caso, a consequência de uma agressividade posta em suspensão, mas, em outro, porém, e precisamente em seu começo histórico, o parricídio, a consequência de uma agressividade realizada. Encontramos também uma via para escapar dessa dificuldade. A instauração da autoridade interna, do supereu, alterou radicalmente esse conjunto de relações. Antes disso o sentimento de culpa coincidia com o remorso; observamos aí que a designação "arrependimento" faz-se reservada à reação à execução efetiva da agressividade. Posteriormente, e em razão da onisciência do supereu, a diferença entre agressividade intencionada e a sua realização perdeu força; agora, tanto um ato de violência efetivamente consumado produz sentimento de culpa — como todo mundo sabe — como também o que foi meramente intencionado — como a psicanálise detectou. Apesar da mudança da situação psicológica, o conflito de ambivalência entre as duas pulsões primordiais deixa o mesmo efeito. O sentimento de culpa ensejado pelo arrependimento ante uma má ação deveria sempre ser consciente, enquanto o produzido pela percepção da pulsão ruim poderia se manter inconsciente. Ocorre que a situação não é tão simples; a neurose obsessiva o contradiz energicamente. A segunda contradição esteve no fato de uma concepção propor que a energia agressiva, com a qual imaginamos ser dotado o supereu, estaria apenas a prolongar a energia punitiva da autoridade externa e conservá-la para a energia anímica, enquanto outra concepção entende que essa energia agressiva consiste muito mais na agressividade do próprio eu contra essa autoridade inibidora. A primeira teoria parecia se adequar melhor à história, já a segunda, à teoria do sentimento de culpa. Uma reflexão mais minuciosa acabou por quase que apagar a oposição aparentemente inconciliável; como essencial e comum a ambas as concepções restou o fato de se tratar de uma agressividade voltada para dentro. A observação clínica, por sua vez, permite distinguir efetivamente duas fontes para a agressividade atribuída ao supereu, e se nos casos particulares uma ou outra exerce efeito mais intenso, no geral, porém, sua ação é de atuação conjunta.

Penso que este seja o lugar adequado para sustentar firmemente a concepção que até aqui eu recomendara como hipótese provisória. Na bibliografia analítica mais recente percebe-se uma preferência pela teoria segundo a qual todo o tipo de renúncia, toda satisfação pulsional impedida, tem ou poderia ter como consequência um aumento do sentimento de culpa.[36] Creio que se criaria uma grande simplificação teórica se se admitisse isso tão só para pulsões *agressivas*, e não se encontrará muito que venha contradizer essa hipótese. Mas como explicar dinâmica e economicamente que em lugar de uma demanda erótica não satisfeita sobrevém um aumento do sentimento de culpa? Ora, isso parece possível somente com base no rodeio pelo qual o impedimento da satisfação erótica suscita algo de tendência agressiva contra a pessoa que estorvou a satisfação, e que mesmo essa agressividade por sua vez tem de ser reprimida. Nesse caso, é tão somente a agressividade que se converte em sentimento de culpa, ao que é reprimida, com a culpa recaindo ao supereu. Estou convencido de que podemos expor muitos processos de modo mais simples e transparente se limitarmos a descoberta da psicanálise quanto à derivação do sentimento de culpa às pulsões agressivas. A averiguação do material clínico não nos proporciona aqui nenhuma resposta unívoca, pois, segundo nossa premissa, ambas as variedades pulsionais dificilmente aparecem puras, isoladas uma da outra; no entanto, a apreciação de casos extremos pode bem apontar para a direção por mim esperada. Fico tentado a extrair um benefício dessa concepção mais rigorosa, aplicando-a ao processo da repressão. Os sintomas da neurose são em essência, conforme apreendemos, satisfações substitutivas para desejos sexuais não satisfeitos. Para nossa surpresa, no decorrer do trabalho analítico

---

36. Especialmente em E. Jones, Susan Isaacs, Melanie Klein; segundo eu entendo, porém, também em Reik e Alexander.

ficamos sabendo da possibilidade de toda neurose ocultar um montante de sentimento de culpa inconsciente, que por sua vez fortalece os sintomas mediante sua aplicação no castigo. Isso nos leva a formular o enunciado: quando uma aspiração pulsional sucumbe à repressão, seus componentes agressivos convertem-se em sentimento de culpa. Ainda que só se mostre correto numa aproximação mediana, esse enunciado merece o nosso interesse.

Muitos leitores deste ensaio podem bem estar com a impressão de que por vezes demais ouviram a fórmula da luta entre Eros e pulsão de morte. A fórmula deveria caracterizar o processo cultural, a abarcar toda a humanidade, mas refere-se também ao desenvolvimento do indivíduo e deveria ademais estar destinada a revelar o segredo da vida orgânica em geral. Parece indispensável investigar as relações desses três processos entre si. A repetição dessa mesma fórmula se justifica mediante a consideração de que tanto o processo cultural da humanidade quanto o desenvolvimento do indivíduo são processos vitais, e, portanto, devem contar com uma participação do caráter mais universal da vida. Por outro lado, a comprovação desse traço universal em nada ajuda a diferenciá-los, a menos que tal distinção seja limitada por condições particulares. Então, só nos pode tranquilizar a afirmação de que o processo cultural seria a modificação que o processo vital experimenta sob a influência de uma tarefa posta por Eros e incitada por Ananque — a carência real — e essa tarefa é a reunião de seres humanos isolados numa comunidade no aspecto libidinal vinculada. Mas, se agora considerarmos a relação entre o processo cultural da humanidade e o processo de desenvolvimento ou de educação do indivíduo, sem muito hesitar decidiremos atribuir a ambos natureza muito semelhante, quando não o mesmo processo a objetos de outro gênero. O processo cultural da espécie humana é evidentemente uma abstração de nível mais elevado que o desenvolvimento do indivíduo, e por isso é tanto mais difícil apreendê-lo intuitivamente, e a busca por analogias não deve ser compulsivamente exagerada; porém, dado que as metas são homogêneas — aqui a introdução de um indivíduo numa massa humana, lá a produção de uma unidade de massa a partir de muitos indivíduos —, não pode surpreender a semelhança entre os meios empregados para tal, assim como entre os fenômenos resultantes. Em razão de sua extraordinária importância, não se deve continuar a omitir o traço distintivo de ambos os processos. No processo de desenvolvimento do indivíduo estabelece-se como meta principal o programa do princípio do prazer, que é o de obter satisfações que proporcionem felicidade; a inclusão na comunidade humana ou sua adaptação a ela aparece como uma condição dificilmente evitável, e deve ser satisfeita no caminho que leva à conquista da meta de felicidade. Se se pudesse prescindir dessa condição, talvez fosse melhor. Expresso de outro modo: o desenvolvimento individual aparece a nós como o produto da interferência de duas aspirações, a aspiração à felicidade, que habitualmente chamamos "egoísta", e a aspiração à união com outros na comunidade, a que chamamos "altruísta". Ambas as designações não vão muito além da superfície. No desenvolvimento do indivíduo, a ênfase principal, como já foi dito, o mais das vezes recai sobre a aspiração egoísta ou a felicidade, enquanto no outro, de que se diria "cultural", via de regra nos contentamos com o papel de uma limitação. Algo diverso ocorre no processo cultural; nele, a meta de produção de uma unidade a partir dos indivíduos humanos é de longe a principal, enquanto a meta da felicidade subsiste, mas num segundo plano; e quase parece que a criação de uma grande comunidade humana lograria melhor resultado se não fosse preciso se preocupar com a felicidade dos indivíduos. O processo de desenvolvimento do indivíduo pode então apresentar um traço peculiar, não passível de ser reencontrado no processo cultural da humanidade; só mesmo uma vez que esse primeiro processo tenha como meta a ligação com a comunidade ele coincidirá com o segundo.

Assim como o planeta gira em torno de seu corpo central, além de rodar em torno de seu próprio eixo, também o indivíduo toma parte no desenvolvimento da humanidade enquanto ele próprio segue o seu próprio caminho de vida. Para nossos olhos estúpidos, porém, o jogo de forças no céu aparece petrificado numa ordem eternamente igual; já nos processos orgânicos, vemos o modo como as forças lutam entre si, com isso a alterar continuamente o resultado do conflito. Assim, também ambas as aspirações, a da felicidade individual e a da integração humana, em cada indivíduo, têm de lutar entre si; e assim ambos os processos, o do desenvolvimento individual e o do desenvolvimento cultural, acabam por se hostilizar mutuamente e disputar terreno. Mas essa luta entre indivíduo e sociedade não é um retorno da oposição, provavelmente inconciliável, entre pulsões primordiais, Eros e morte, e, sim, implica uma rixa doméstica da libido, comparável à disputa pela distribuição da libido entre o eu e os objetos, e admite um equilíbrio final no indivíduo, como esperamos que ocorra também no futuro da cultura, por mais que atualmente essa luta traga tantas dificuldades à vida do indivíduo.

A analogia entre o processo cultural e a via de desenvolvimento do indivíduo deixa-se ampliar de modo significativo. Pode-se bem afirmar que também a comunidade constitui um supereu, sob cuja influência se consuma o desenvolvimento da cultura. O supereu de uma época cultural tem origem semelhante à do indivíduo, repousando na impressão de que nele tenham deixado grandes líderes, homens de força espiritual avassaladora ou nos quais uma das aspirações humanas encontrou seu desenvolvimento mais forte e mais puro, razão pela qual, também, não raro mais unilateral. Em muitos casos a analogia vai mais além, uma vez que essas pessoas — com bastante frequência, ainda que nem sempre — em seu tempo de vida foram escarnecidas e maltratadas por outras, ou ainda eliminadas de modo cruel, da mesma forma que o pai primevo só muito tempo depois de sua morte violenta ascendeu à condição de divindade. O exemplo mais comovente dessa conjunção do destino é precisamente a pessoa de Jesus Cristo, se é que ela não pertence ao mito, que a teria chamado à vida numa obscura recordação daquele processo primevo. Outro ponto de concordância é que o supereu da cultura, em um todo como o do indivíduo, impõe severas exigências ideais, das quais o não cumprimento é punido por meio de "angústia da consciência moral". Sim, e aqui ainda se produz o fato notável de que os processos psíquicos da massa nos são mais familiares e acessíveis à consciência do que o poderiam ser no indivíduo. Nesse último, só mesmo a agressividade do supereu em caso de tensão se faz audível como censura, enquanto as próprias exigências muitas vezes se mantêm inconscientes e em segundo plano. Se se as leva ao conhecimento consciente, revela-se que elas coincidem com os preceitos do supereu da respectiva cultura. Nesse ponto os dois processos, o do desenvolvimento cultural da multidão e o do próprio indivíduo, via de regra são, por assim dizer, colados um ao outro. Desse modo, quanto à sua atuação, numerosas manifestações e propriedades do supereu podem ser mais facilmente encontradas na comunidade cultural do que no indivíduo.

O supereu da cultura compôs seu ideal e impõe suas exigências. Entre elas, sob o nome de ética resumem-se as relações dos seres humanos entre si. Em todos os tempos, atribui-se a essa ética o valor máximo, como se justamente dela fossem esperadas realizações de especial importância. E, de fato, a ética se dirige àquele ponto que em cada cultura facilmente se reconhece como o seu ponto mais vulnerável. A ética, então, pode ser concebida como um ensaio terapêutico, como esforço em alcançar, por mandamento do supereu, o que até agora não pôde ser alcançado mediante o trabalho usual da cultura. Sabemos já que a questão aí está no modo de se eliminar o maior obstáculo à cultura, que é a tendência constitutiva dos seres humanos a se agredirem entre si, e precisamente por isso nos é de particular interesse o mandamento cultural provavelmente mais recente do supereu: ama a teu próximo como a ti mesmo. Na investigação e na terapia das neuroses chegamos a fazer duas censuras ao supereu do indivíduo: em meio à severidade de seus mandamentos e proibições, ele se preocupa muito pouco com felicidade do eu, pois não se levam suficientemente em conta as resistências à obediência, a força das pulsões do isso e as dificuldades do mundo real circundante. Por isso que não raro somos obrigados a combater o supereu com intenção terapêutica, e esforçar-nos para reduzir suas exigências. Objeções de todo semelhantes a essas podemos dirigir às exigências éticas do supereu da cultura. Este também pouco se preocupa com os fatos da constituição anímica do homem, já que se proclama um mandamento sem se perguntar se é possível segui-lo. Em vez disso, supõe-se que ao eu do ser humano seja psicologicamente possível tudo o que se lhe ordene, já que o eu tem controle irrestrito sobre seu isso. Aí se tem um erro, e nem mesmo nos homens chamados normais o domínio sobre o isso se deixa levar para além de certos limites. Em se exigindo mais, produz-se no indivíduo rebelião ou neurose, ou se o torna infeliz. O mandamento "ama o teu próximo como a ti mesmo" é a mais forte defesa contra a agressividade humana e um exemplo notável do proceder nada psicológico do supereu da cultura. O mandamento é impossível de ser seguido; uma inflação tão grandiosa do amor não pode diminuir seu valor, nem eliminar a aflição. A cultura é negligente com tudo isso; apenas admoesta ao dizer que quanto mais difícil a obediência ao preceito, mais meritório é obedecê-lo. Na cultura de nossos dias, porém, aquele que observa tal preceito se põe em desvantagem em relação aos que o ignoram. Quão poderosa deve ser a agressividade como obstáculo da cultura se a defesa contra ela pode fazê-lo tão infeliz quanto a própria agressividade?! A ética assim chamada "natural" nada tem a oferecer a não ser a satisfação narcísica de poder se tomar por melhor que os outros. Nesse ponto, a ética que se apoia na religião faz intervir suas promessas de um além melhor. Eu acredito que, enquanto a virtude não for recompensada já sobre a terra, a ética pregará em vão. Parece-me também indubitável que uma mudança real nas relações do homem com a propriedade seria aqui de maior proveito do que todo e qualquer mandamento ético; entre os socialistas, porém, essa compreensão se faz turvada e perde seu valor de execução em razão de um novo equívoco idealista quanto à natureza humana.

O modo de abordagem que pretende perseguir o papel do supereu nos fenômenos do desenvolvimento da cultura parece-me prometer ainda outros esclarecimentos. Eu me apresso a concluir. Mas uma questão me é difícil de evitar. Se o desenvolvimento cultural tem tão ampla semelhança com o do indivíduo e trabalha com os mesmos meios, isso não justifica o diagnóstico de que muitas culturas — ou épocas culturais, possivelmente a inteira humanidade — possam se tornar "neuróticas" sob a influência de tendências culturais? A decomposição analítica dessas neuroses poderia incluir propostas terapêuticas com pretensões a grande interesse prático. Eu não saberia dizer se semelhante tentativa de transferir a psicanálise à comunidade da cultura é disparatada ou se está condenada à esterilidade. Seria preciso muita cautela, porém, para não esquecer que, apesar de tudo, o que se tem são meras analogias, e que não apenas no caso dos seres humanos, mas também no dos conceitos, é perigoso arrancá-los da esfera em que nasceram e se desenvolveram. Além disso, o diagnóstico da neurose da comunidade choca-se com uma dificuldade particular. Na neurose individual, serve-nos como ponto de apoio imediato o contraste que separa o doente de seu entorno, aceito como "normal". Numa massa afetada de maneira homogênea já se carece desse pano de fundo, que por isso teria de ser buscado em outra parte. E no que diz respeito ao emprego terapêutico dessa ideia, de que valeria a análise mais certeira da neurose social se ninguém possui a autoridade para impor a terapia à massa? Apesar de todos esses complicadores, pode-se esperar que alguém algum dia ouse se empenhar na elaboração de uma patologia das comunidades culturais.

Pelos mais variados motivos mantive-me muito distante de uma valoração da cultura humana. Empenhei-me em me apartar do preconceito entusiasta segundo o qual nossa cultura seria o que de mais precioso possuímos ou podemos adquirir, e que seu caminho nos conduziria necessariamente às alturas de insuspeitada perfeição. Pelo menos posso ouvir sem indignação ao crítico a opinar que, se se têm presentes as metas da aspiração cultural e os meios de que se serve para tal, deveria-se chegar à conclusão de que estas não são merecedoras da fadiga que demandam e que seu resultado só pode ser um estado insuportável para o indivíduo. Minha imparcialidade se vê facilitada pelo fato de eu saber muito pouco sobre todas essas coisas, e com certeza tão somente isto: que os juízos de valor do ser humano derivam unicamente de seus desejos de felicidade, e, portanto, são uma tentativa de amparar suas ilusões com argumentos. Eu compreenderia muito bem que alguém viesse destacar o caráter compulsivo da cultura humana e dissesse, por exemplo, que as tendências à limitação da vida sexual ou à imposição do ideal de humanidade à custa da seleção natural seriam orientações evolutivas que não se podem evitar nem delas desviar, e diante delas o melhor é se curvar, como se fossem necessidades da natureza. Conheço também a objeção a isso, de que tais aspirações, que se teria por incoercíveis no curso da história da humanidade, frequentes vezes são deixadas à parte e substituídas por outras. Assim se me esvai o ânimo de me apresentar aos meus próximos como profeta, e eu me curvo à sua censura, segundo a qual não lhe trarei consolo algum, pois é bem esse no fundo o anseio de todos, dos mais apaixonados revolucionários não menos apaixonadamente do que dos beatos mais obedientes.

A questão decisiva para o destino da espécie humana, ao que me parece, é se e até que ponto seu desenvolvimento cultural logrará dominar a perturbação da convivência representada pela agressividade e pela pulsão de autoaniquilamento. A esse respeito, talvez precisamente os dias de hoje mereçam uma atenção especial. Os seres humanos levaram a tal ponto o seu domínio sobre as forças da natureza que com o auxílio delas será fácil se exterminarem uns aos outros, até o último homem. Eles sabem disso, e daí vem boa parte da inquietação contemporânea, de sua infelicidade, de seu humor angustiado. E agora é o caso de esperar que o outro dos dois "poderes celestiais", o Eros eterno, faça um esforço para se impor na luta com seu oponente igualmente imortal. Mas quem poderá prever o resultado e o desfecho?

Este livro foi impresso pela Gráfica Viena
em fonte Minion Pro sobre papel Pólen Bold 90 g/m²
para a Cienbook no outono de 2022.